筋肉 & 神経

超音波走査アトラス

解剖学的同定のための
ラベル付き超音波画像

前腕　手首　手

HAJIME TSUCHIDA
Sonographer, Australia

協力者：Palmu Sherpa
ソノグラファー（オーストラリア）

カバーデザイン：James T. Egan（Bookfly Design）
本文デザイン：Scott Moden

目次

序文

筋肉および末梢神経の超音波解剖学は、いまだ発展途上にあり、これらの構造を描出し解釈するための体系的アプローチは、依然として確立されていません。それにもかかわらず、この分野への国際的関心は高まり続け、新たな知見や臨床的示唆が着実に蓄積されています。

筋肉や末梢神経を超音波で可視化できることは、多くの医療分野において大きな利点をもたらします。さらに、内部構造を動的かつ非侵襲的に観察できるという特性は、超音波の科学的･臨床的魅力の核心をなすものです。

本書は、未開拓領域における著者の探究的取り組みをまとめたものです。本分野に関心を持つ読者が理解を深め、日々の実践をさらに前進させる一助となることを目的としています。本書の内容にはいくつかの不確実な部分が残る可能性がありますが、筋肉および末梢神経の超音波解剖学に関心を持つ臨床医、ソノグラファー、教育者にとって、実践的で有用な情報を提供するものと期待しています。

最後に、本書の完成にあたり助言とご尽力を賜った世界中の専門家の皆様に、深く感謝申し上げます。本書が本分野への理解をより明確にし、ささやかながら将来の研究・教育・臨床の発展に寄与することを心より願っています。

第1章

図1　橈骨窩 / 鉤状突起窩

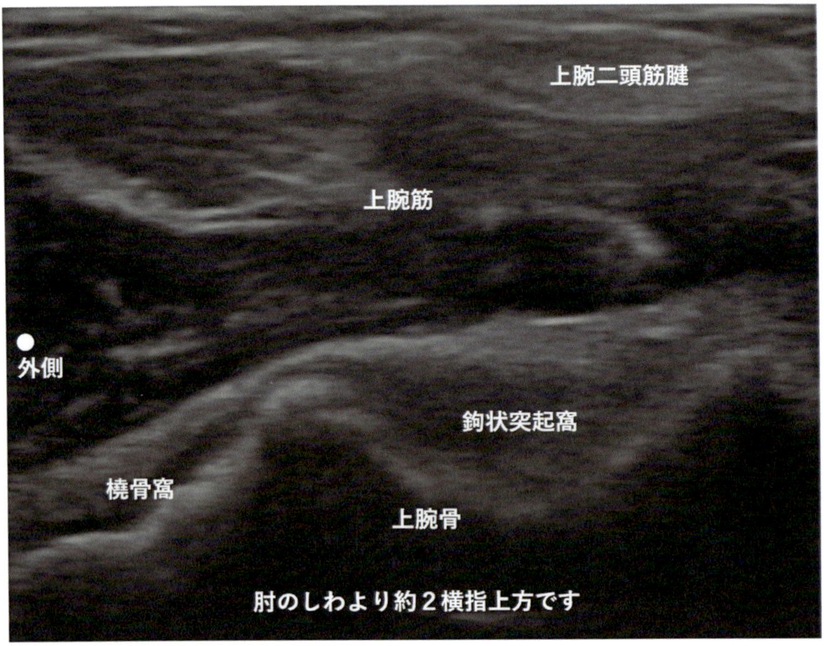

プローブの位置：プローブは、上腕遠位部、前面正中線上の、肘のしわより約2横指上方で、横方向（腕の軸に対して垂直）に置かれています。

解剖学的ランドマーク：上腕骨の鉤状突起窩です。

描出される構造物：上腕骨の鉤状突起窩および橈骨窩が描出されます。

その他の構造物：上腕二頭筋腱および上腕筋も描出されます。

図2　肘関節前面の関節軟骨 / 上腕骨の小頭 / 上腕骨の滑車

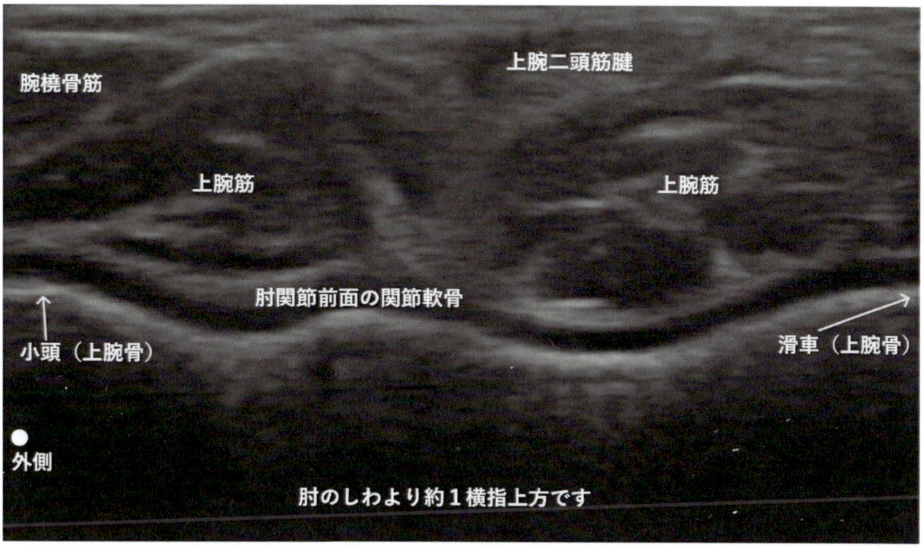

プローブの位置：プローブは、肘のしわより約1横指上方で、上腕遠位部、前面正中線上に、横方向に置かれています。これは図1に示された位置よりすぐ遠位になります。

解剖学的ランドマーク：肘関節前面の関節軟骨です。

描出される構造物：肘関節前面の関節軟骨の直下に、上腕骨の滑車および小頭が描出されます。

その他の構造物：上腕二頭筋腱、上腕筋、腕橈骨筋も確認できます。

図3　橈骨頭 / 尺骨鉤状突起

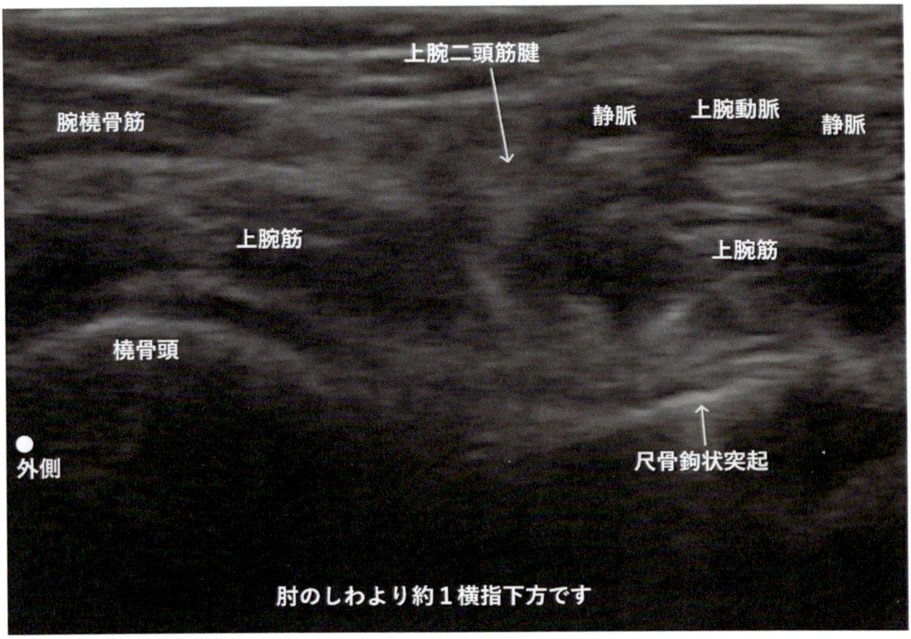

プローブの位置：プローブは、肘のしわより約 1 横指下方で、前腕近位部、前面正中線上の、やや斜め横方向に置かれています。これは図 2 に示された位置よりわずかに遠位になります。

解剖学的ランドマーク：尺骨と橈骨です。

描出される構造物：プローブをわずかに回転させ、プローブの尺側を橈側よりもやや近位に位置させることで、単一の断面で尺骨鉤状突起と橈骨頭を並べて描出することができます。

その他の構造物：上腕二頭筋腱、上腕筋、腕橈骨筋が描出され、さらに上腕動脈および静脈も確認できます。

図4　長軸像　上腕骨の橈骨窩 / 上腕骨の小頭 / 橈骨の橈骨頭

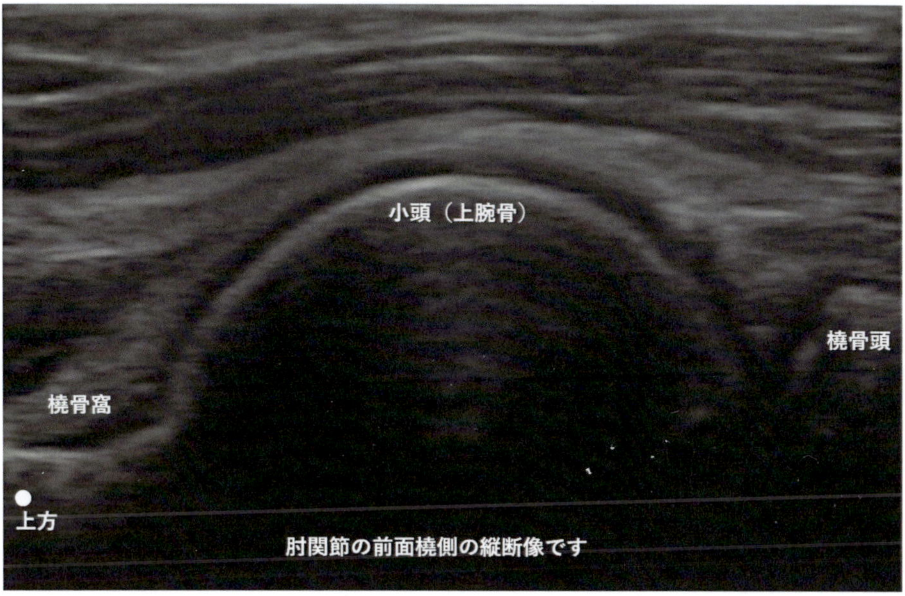

プローブの位置：プローブは、肘関節前面の橈側に縦方向に置かれています。

解剖学的ランドマーク：上腕骨および橈骨です。

描出される構造物：長軸像にて、上腕骨の橈骨窩、小頭、および橈骨の橈骨頭が描出されています。

その他の構造物：肘関節前面の関節軟骨も確認できます。

図5　長軸像　上腕骨の鉤状突起窩 / 上腕骨の滑車 / 尺骨の鉤状突起

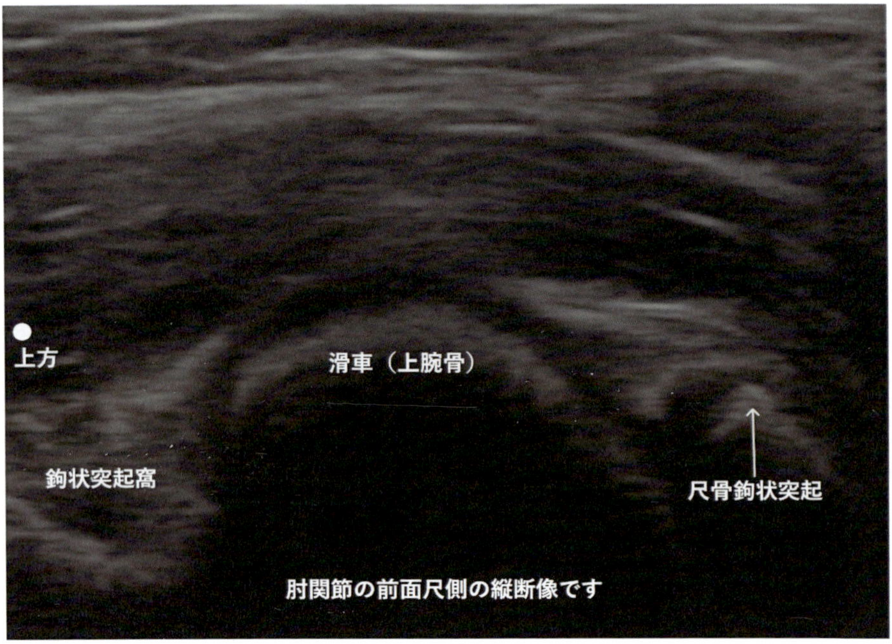

プローブの位置：プローブは、肘関節前面の尺側に縦方向に置かれています。

解剖学的ランドマーク：上腕骨および尺骨です。

描出される構造物：長軸像にて、上腕骨の鉤状突起窩、滑車、および尺骨の鉤状突起が描出されています。

その他の構造物：肘関節前面の関節軟骨も確認できます。

第2章

図1　正中神経 / 上腕骨滑車部の肘関節前面の関節軟骨

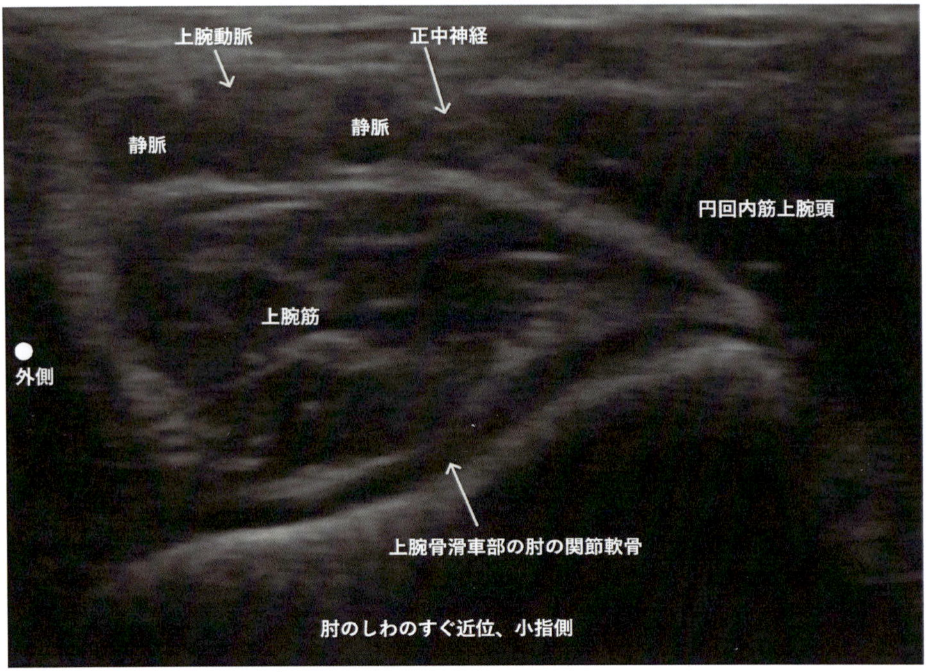

プローブの位置：プローブは、肘のしわのすぐ近位、尺側（小指側）で、腕に対して横方向（プローブの軸が腕と垂直になるよう）に置かれています。

解剖学的ランドマーク：肘関節前面にある上腕骨滑車部の関節軟骨です。

周囲の構造物：正中神経は、上腕静脈、円回内筋の上腕頭、および上腕筋に囲まれています。

その他の構造物：肘関節前面にある軟骨と上腕骨滑車部も見えています。

図2　正中神経 / 尺骨の鉤状突起

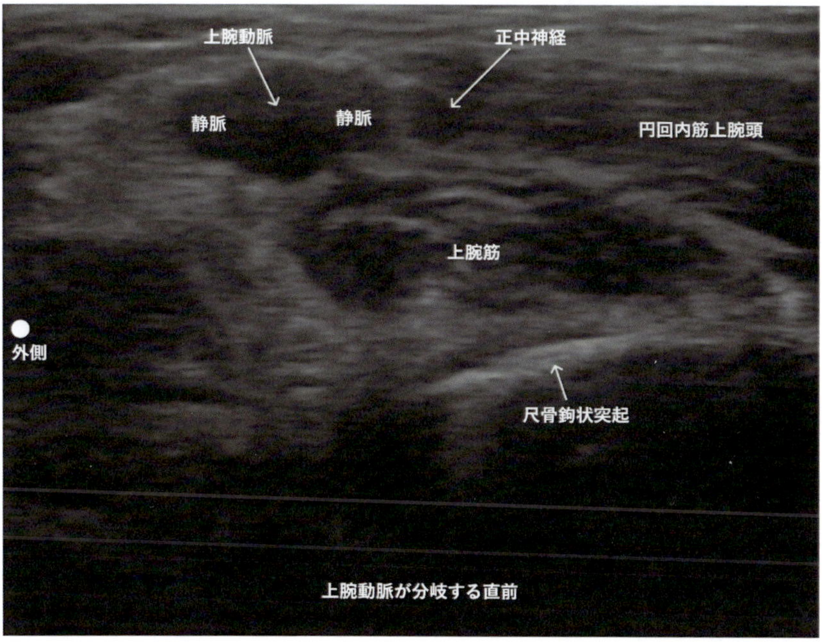

プローブの位置：プローブは、肘関節のしわのすぐ遠位で尺側に横方向に置かれています。これは図1に示されている位置のすぐ遠位です。

解剖学的ランドマーク：尺骨の鉤状突起です。

周囲の構造物：正中神経は、上腕静脈、円回内筋の上腕頭、および上腕筋に囲まれています。

その他の構造物：尺骨の鉤状突起は、上腕筋の深部に描出されます。

図3　正中神経 / 尺骨動脈 / 尺骨静脈

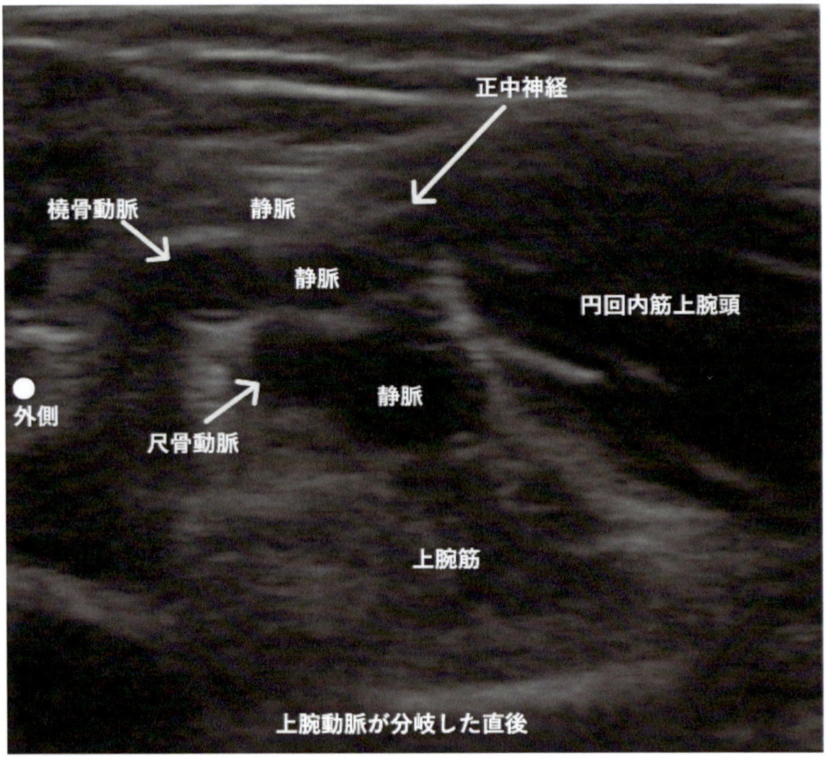

プローブの位置：プローブは、前腕近位部の尺側で、図2に示されている位置のすぐ遠位に横向きに置かれています。

解剖学的ランドマーク：尺骨動脈と尺骨静脈です。

周囲の構造物：正中神経は、尺骨動脈、尺骨静脈、および円回内筋の上腕頭に囲まれています。

その他の観察事項：上腕動脈は橈骨動脈と尺骨動脈に分岐します。

図4　正中神経 / 尺骨動脈 / 尺骨静脈

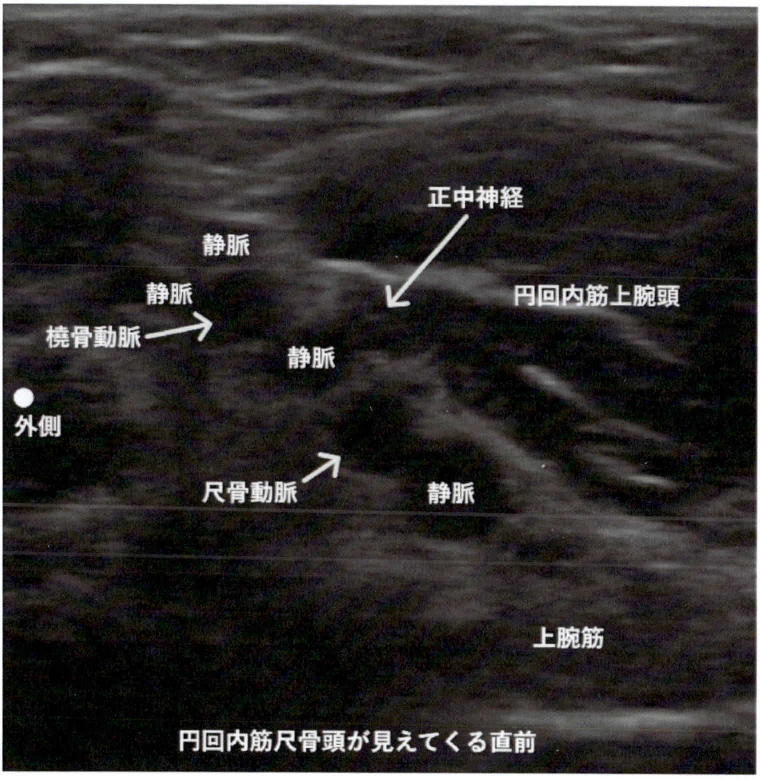

プローブの位置：プローブは、前腕近位部の尺側で、図3に示されている位置のすぐ遠位に横向きに置かれています。

解剖学的ランドマーク：尺骨動脈と尺骨静脈です。

周囲の構造物：正中神経は、尺骨動脈、尺骨静脈、および円回内筋の上腕頭に囲まれています。

その他の観察事項：この位置から、プローブをわずかに遠位に動かすと、上腕筋は見えなくなります。

図5　正中神経 / 円回内筋の尺骨頭

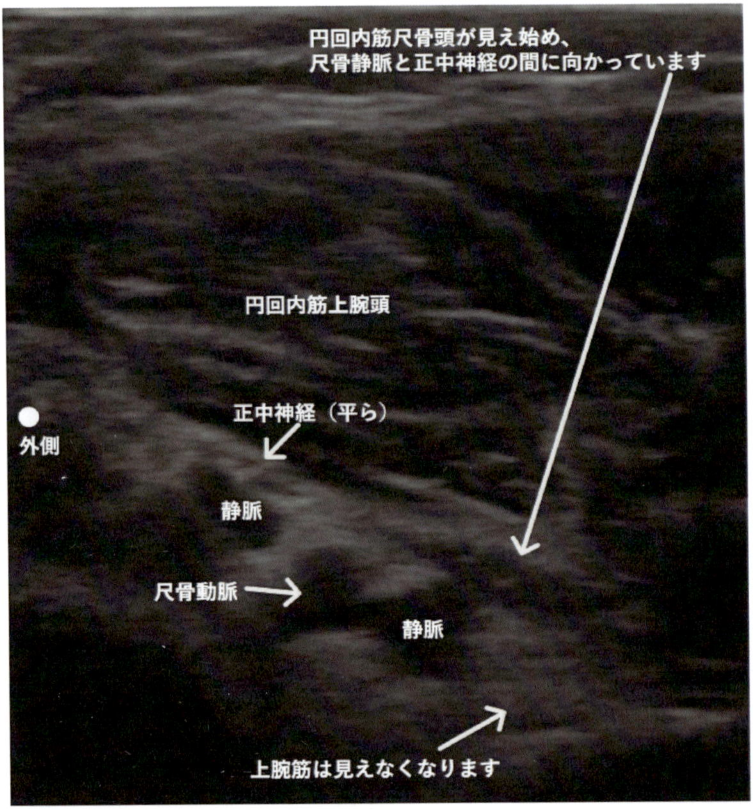

プローブの位置：プローブは、前腕近位部の尺側、図4に示されている位置のすぐ遠位に横向きに置かれています。

解剖学的ランドマーク：円回内筋の尺骨頭です。

周囲の構造物：正中神経は尺骨静脈と円回内筋の上腕頭の間に位置しています。

その他の観察事項：円回内筋の尺骨頭が見えてくるとともに、上腕筋はその付着部に向かって視野から外れていきます。

図6　正中神経 / 円回内筋の尺骨頭

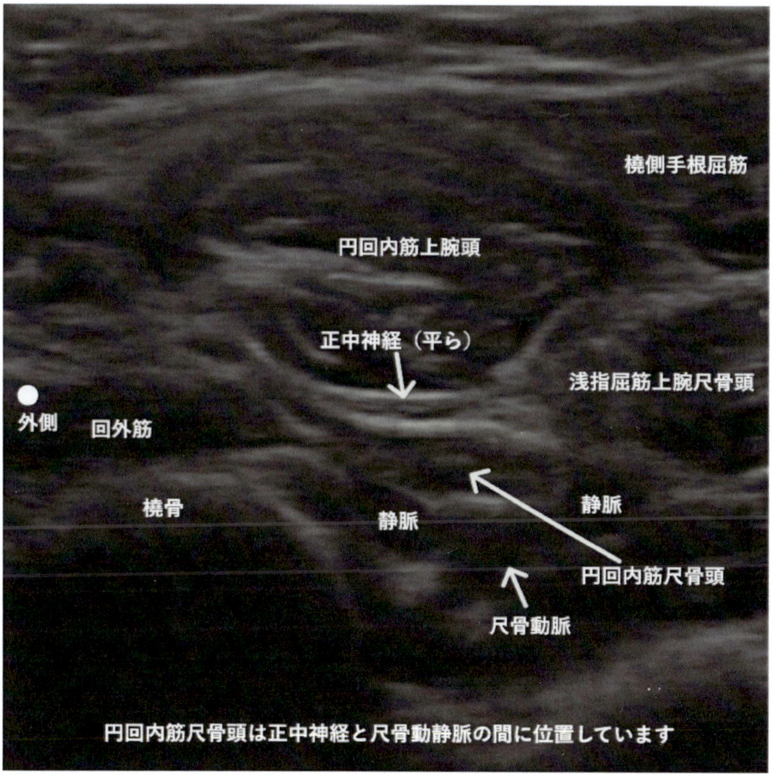

プローブの位置：プローブは、前腕近位部の正中線上に、図5に示されている位置のすぐ遠位に横向きに置かれています。

解剖学的ランドマーク：円回内筋の尺骨頭です。

周囲の構造物：正中神経は円回内筋の尺骨頭と上腕頭の間に位置しています。

その他の観察事項：円回内筋の尺骨頭は、正中神経と尺骨静脈の間に見られます。この短い区間では、正中神経は平坦に見えています。さらに、回外筋が橈骨側に見え始めます。

図7　正中神経 / 円回内筋の尺骨頭

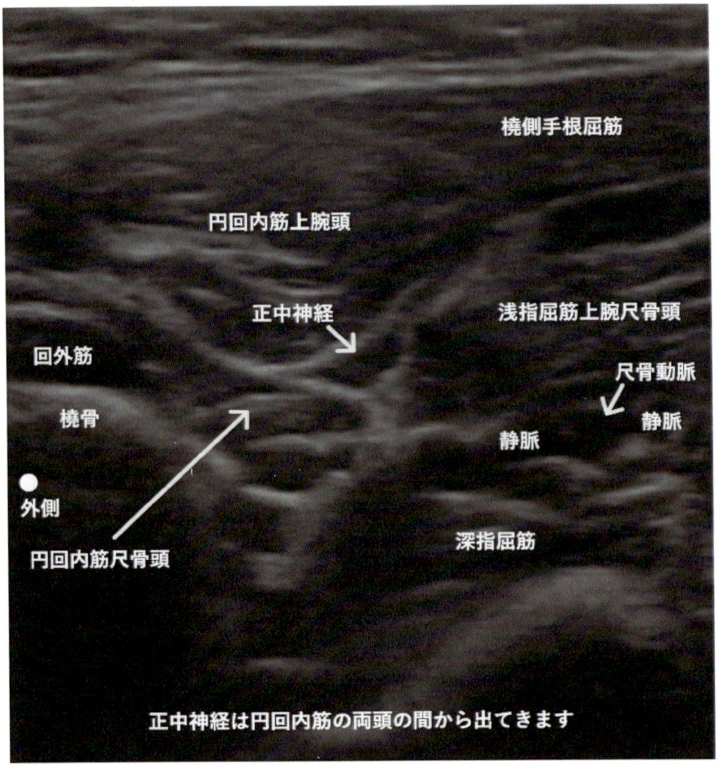

プローブの位置：プローブは、前腕近位部の正中線上で、図6に示す位置のすぐ遠位に横向きに置かれています。

解剖学的ランドマーク：円回内筋の尺骨頭です。

周囲の構造物：正中神経は、円回内筋の尺骨頭と上腕頭、および浅指屈筋の上腕尺骨頭に囲まれています。

その他の観察事項：正中神経は円回内筋の両頭の間から出てきます。また、画像の尺骨動脈のレベルは前骨間動脈と後骨間動脈に分岐する総骨間動脈の起始部よりも遠位に位置しています。さらに、深指屈筋が見えてきています。前骨間神経もこのレベルで正中神経の深部から起始します。

図8　正中神経 / 浅指屈筋の腱弓 / 浅指屈筋の橈骨頭

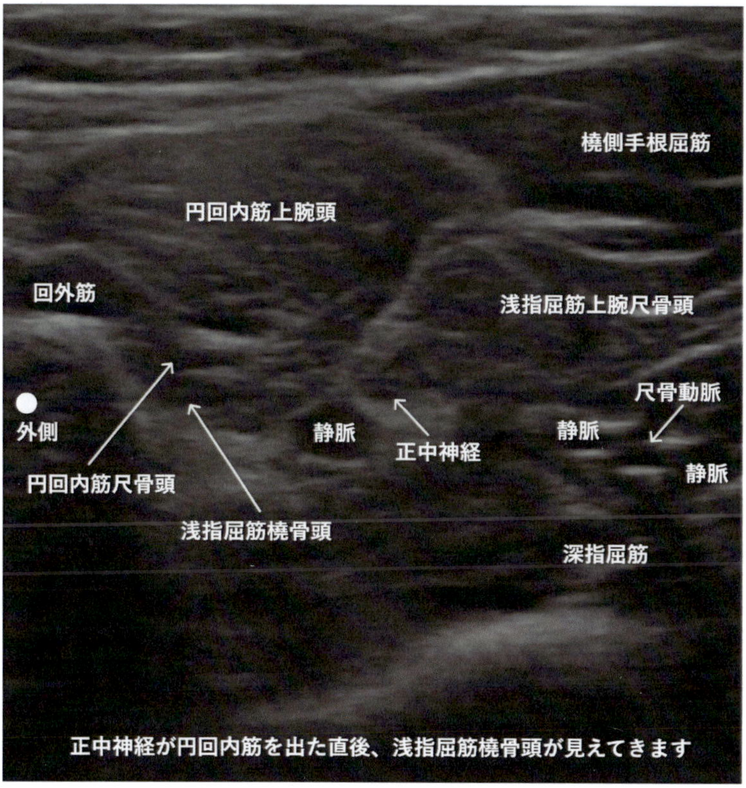

プローブの位置：プローブは、前腕近位部、図7に示された位置のすぐ遠位で、正中線上に横向きに置かれています。

解剖学的ランドマーク：浅指屈筋の線維性アーチ（浅指屈筋の腱弓）です。

周囲の構造物：正中神経は腱弓の深部に位置しており、この腱弓は浅指屈筋の橈骨頭と浅指屈筋の上腕尺骨頭の間にあります。

その他の観察事項：橈骨上では、浅指屈筋の橈骨頭が円回内筋の尺骨頭の深部に現れ始め、そして円回内筋の尺骨頭はまもなく視界から消えます。

図9　正中神経 / 前骨間神経 / 長母指屈筋

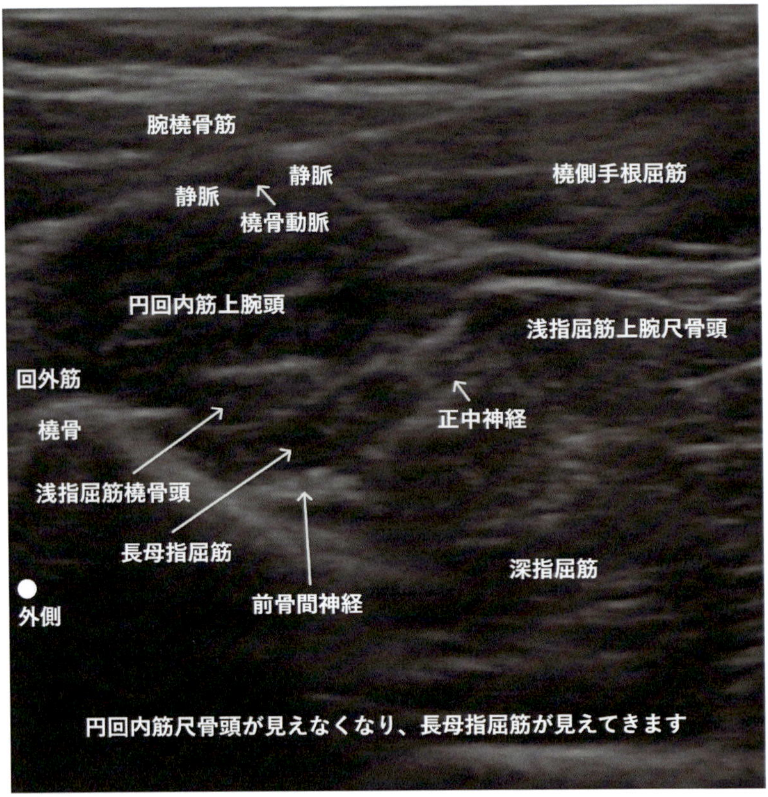

プローブの位置：プローブは、図8に示されている領域のすぐ遠位で、前腕中央部の正中線上に横向きに置かれています。

解剖学的ランドマーク：長母指屈筋です。

周囲の構造物：正中神経は長母指屈筋と浅指屈筋の上腕尺骨頭の間に位置します。

その他の観察事項：長母指屈筋は、橈骨上で浅指屈筋の橈骨頭の深層に現れ始めます。円回内筋の尺骨頭はもはや視野に入りません。前骨間神経は長母指屈筋と深指屈筋の間に見られます。

図10　正中神経 / 前骨間神経 / 長母指屈筋

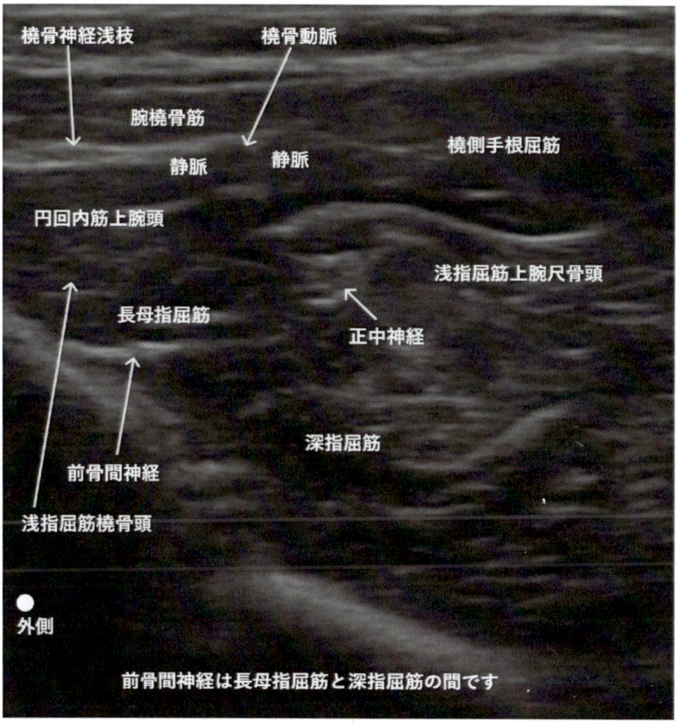

プローブの位置：プローブは、図9に示されている領域のすぐ遠位で、前腕中央部の正中線上に横向きに置かれています。

解剖学的ランドマーク：長母指屈筋です。

周囲の構造物：正中神経は長母指屈筋と浅指屈筋の上腕尺骨頭の間に位置しています。

その他の観察事項：前骨間神経は長母指屈筋と深指屈筋の間に見られます。画像内でこれらの個々の筋肉を特定するには、それぞれの筋肉の特定の動作を行うことが役立ちます。

- 長母指屈筋は母指の指節間関節を屈曲させます。
- 深指屈筋は遠位指節間関節を屈曲させます。
- 浅指屈筋は近位指節間関節を屈曲させます。

図11　正中神経 / 前骨間神経 / 長母指屈筋

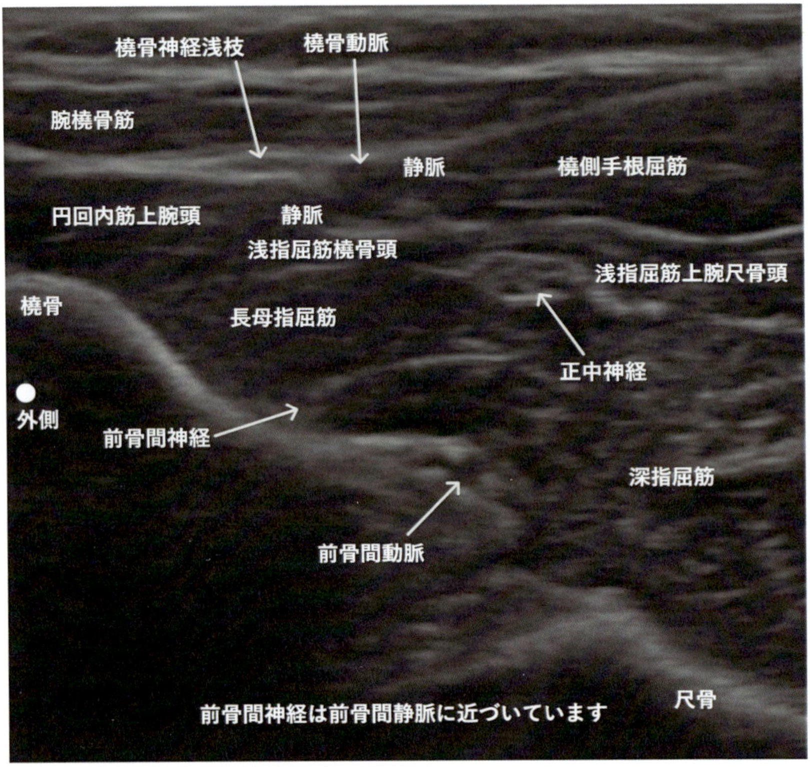

プローブの位置：プローブは、前腕中央部の正中線上に、図10で示されている領域のすぐ遠位で横方向に置かれています。

解剖学的ランドマーク：長母指屈筋です。

周囲の構造物：正中神経は長母指屈筋と、浅指屈筋の上腕尺骨頭の間に位置しています。

その他の観察事項：前骨間神経は長母指屈筋と深指屈筋の間にあります。さらに、前骨間神経が前骨間静脈に近づいているのが観察されます。この画像では、円回内筋の上腕頭のサイズが小さくなっています。

図12　正中神経 / 前骨間神経 / 長母指屈筋

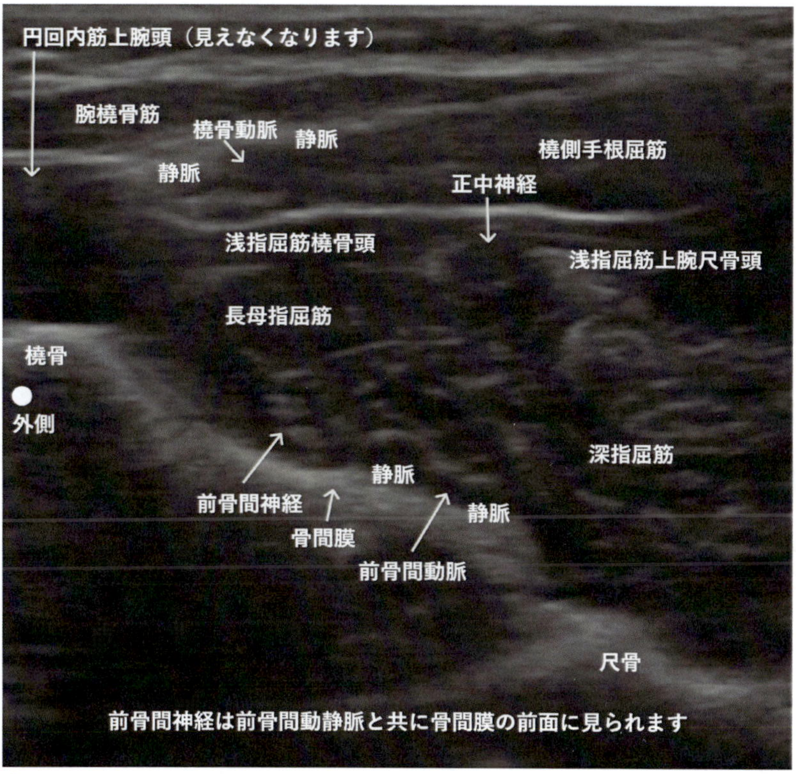

プローブの位置：プローブは、前腕中央部の正中線上に、図11で示されている領域のすぐ遠位で横方向に置かれています。

解剖学的ランドマーク：前骨間動脈と前骨間静脈です。

周囲の構造物：正中神経は、長母指屈筋と浅指屈筋の上腕尺骨頭の間に位置しています。

その他の観察事項：前骨間神経は、長母指屈筋と深指屈筋の間にあります。さらに、前骨間神経は、前腕の橈骨と尺骨の間にある骨間膜の前面で、前骨間静脈に近接して見られます。このレベルでは、円回内筋の上腕頭はもうすぐ画像から見えなくなります。

図13　正中神経 / 長母指屈筋

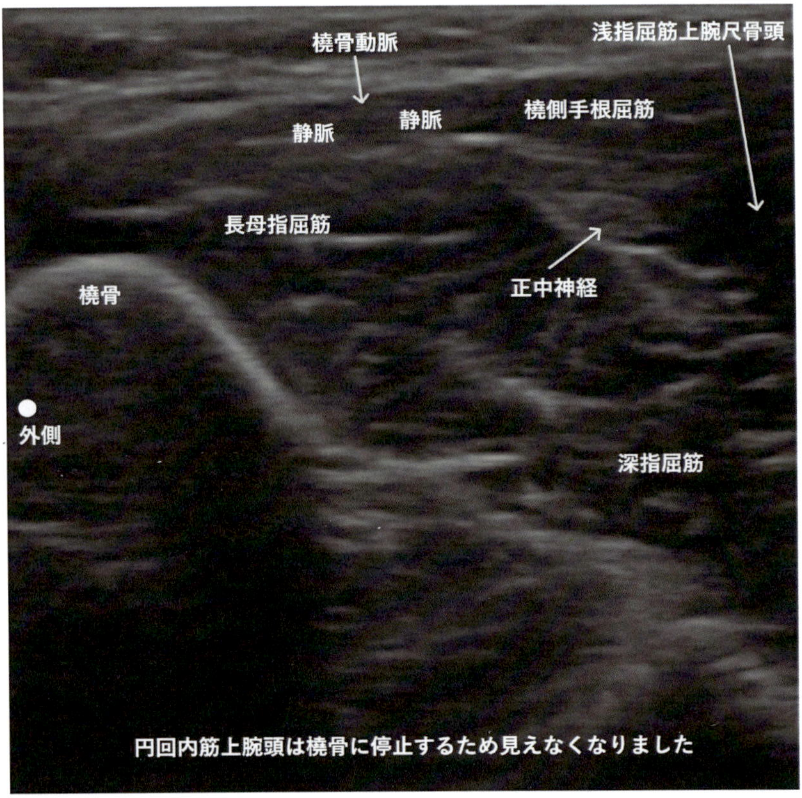

プローブの位置：プローブは、図12で示された領域のすぐ遠位、前腕中央部の正中線上に横方向に置かれています。

解剖学的ランドマーク：長母指屈筋です。

周囲の構造物：正中神経は、長母指屈筋と浅指屈筋の上腕尺骨頭の間に位置しています。

その他の観察事項：円回内筋の上腕頭は、橈骨への停止のために画像から見えなくなりました。

図14　正中神経 / 橈側手根屈筋の筋腱移行部

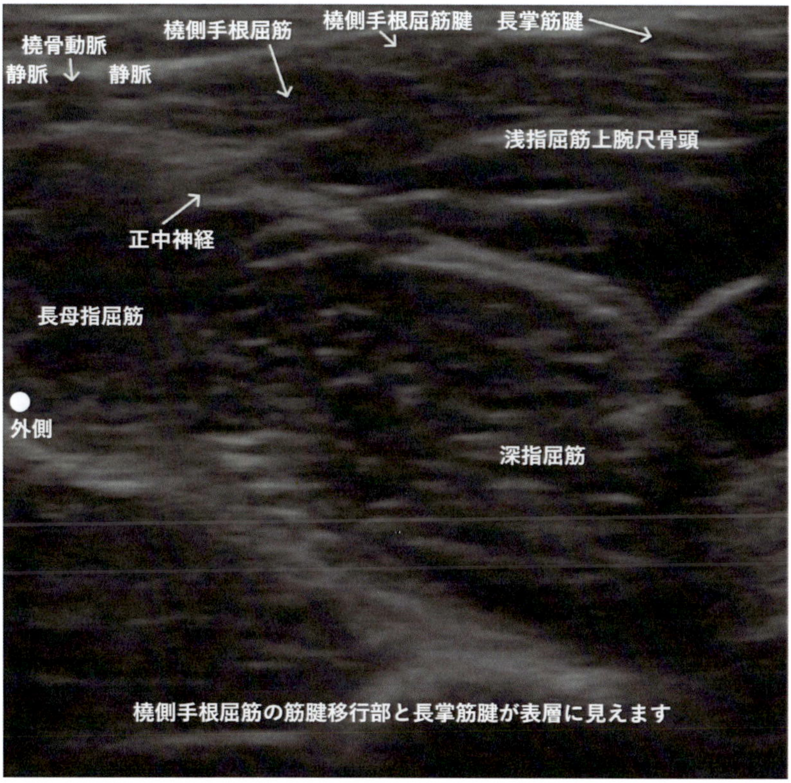

プローブの位置：プローブは、前腕遠位部の正中線上、図13で示された領域のすぐ遠位に横向きに置かれています。

解剖学的ランドマーク：長母指屈筋です。

周囲の構造物：正中神経は、長母指屈筋と浅指屈筋の上腕尺骨頭の間に位置しています。

その他の観察事項：長掌筋腱と橈側手根屈筋の筋腱移行部が表層に見えます。

図15　正中神経 / 橈側手根屈筋腱 / 長母指屈筋の筋腱移行部

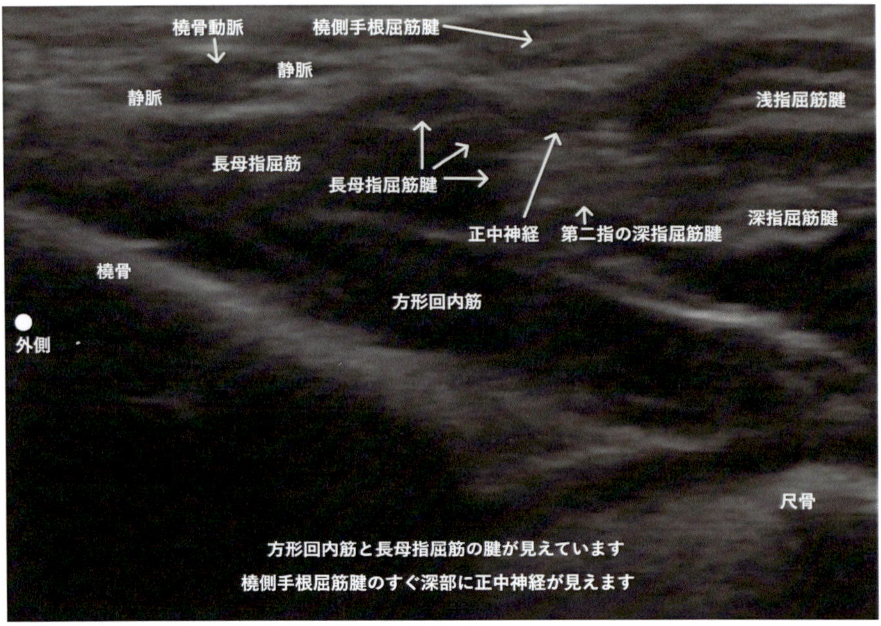

プローブの位置：プローブは、前腕遠位部の正中線上、図14で示された領域のすぐ遠位に横向きに置かれています。

解剖学的ランドマーク：橈側手根屈筋腱と方形回内筋の遠位部です。

周囲の構造物：橈側手根屈筋腱のすぐ深部に正中神経が見えます。正中神経のすぐ深部には2つの構造が確認できます。外側には長母指屈筋腱が、内側には第2指の深指屈筋腱が見えます。

その他の観察事項：このレベルでは、浅指屈筋と深指屈筋の筋腱移行部が確認できます。

図16　正中神経の掌側皮枝 / 正中神経 / 橈側手根屈筋腱 / 長母指屈筋腱

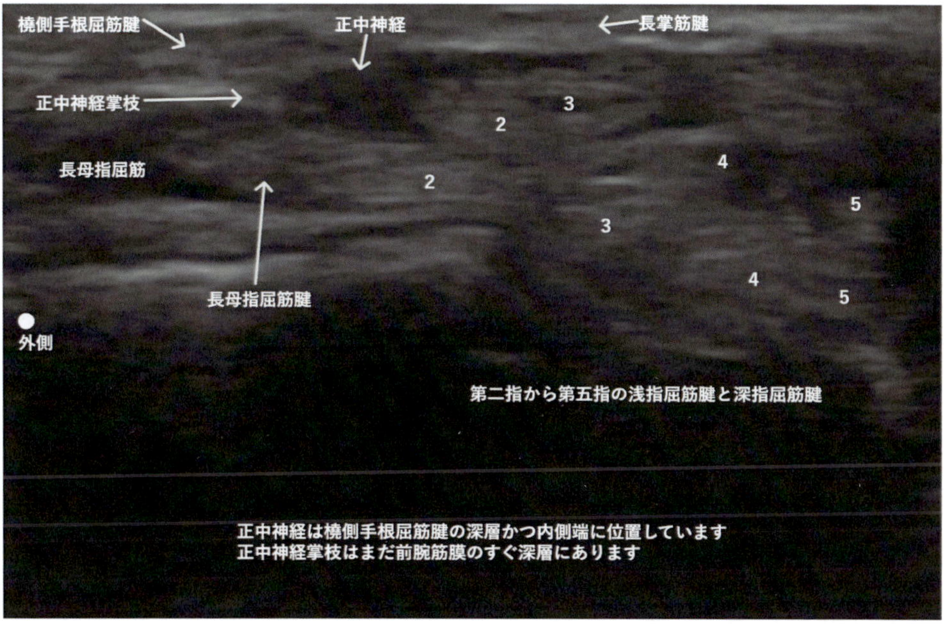

プローブの位置：プローブは、図15に示された領域のすぐ遠位で、前腕遠位部の正中線上に横向きに置かれています。

解剖学的ランドマーク：橈側手根屈筋腱と長母指屈筋腱です。

周囲の構造物：正中神経は、橈側手根屈筋腱の深層かつ内側端に位置しています。このレベルで前腕筋膜のすぐ深層にある正中神経の掌側皮枝は、正中神経のすぐ外側で、橈側手根屈筋腱と長母指屈筋腱の間に見られます。

その他の観察事項：この画像は、方形回内筋が見えなくなるレベルを示しています。このレベルでは、第2指から第5指までの浅指屈筋腱と深指屈筋腱がそれぞれ個別に確認できます。画像内でこれらの個々の腱を特定するには、それぞれの指を動かす動作を行うと分かりやすくなります。

図17　正中神経の掌側皮枝 / 正中神経 / 橈側手根屈筋腱 / 長母指屈筋腱

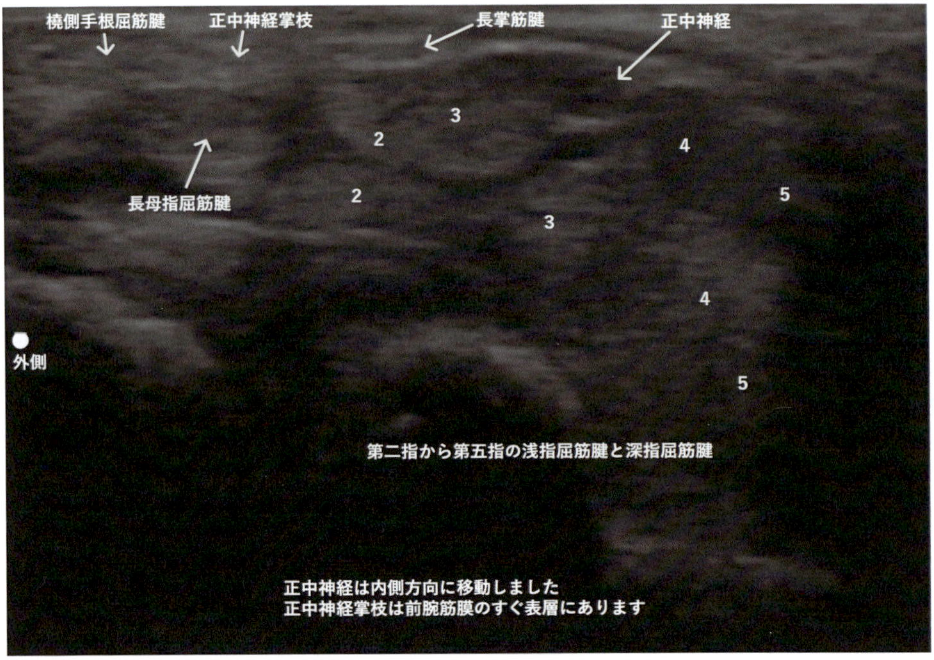

プローブの位置： プローブは、図16に示された領域のすぐ遠位で、前腕遠位部の正中線上に横向きに置かれています。

解剖学的ランドマーク： 橈側手根屈筋腱と長母指屈筋腱です。

周囲の構造物： 長母指屈筋腱の内側縁が橈側手根屈筋腱の内側縁よりわずかに内側に位置する時、このレベルで前腕筋膜のすぐ表層にある正中神経の掌側皮枝が、長母指屈筋腱の内側部の表層かつ橈側手根屈筋腱のすぐ内側に見えます。一方、正中神経は 浅指屈筋の第2指と第3指の腱の表層の間、または第3指と第4指の腱の表層の間に位置する様に内側方向に向かいます。

その他の観察事項： このレベルでは、正中神経の掌側皮枝が前腕筋膜を深層から表層へ貫通する様子が描出されます。その後、この正中神経の掌側皮枝は、すぐ遠位に現れてくる、より厚みのある屈筋支帯の表層に位置していきます。

図18　正中神経 / 近位手根管 / 舟状骨 / 豆状骨 / 屈筋支帯

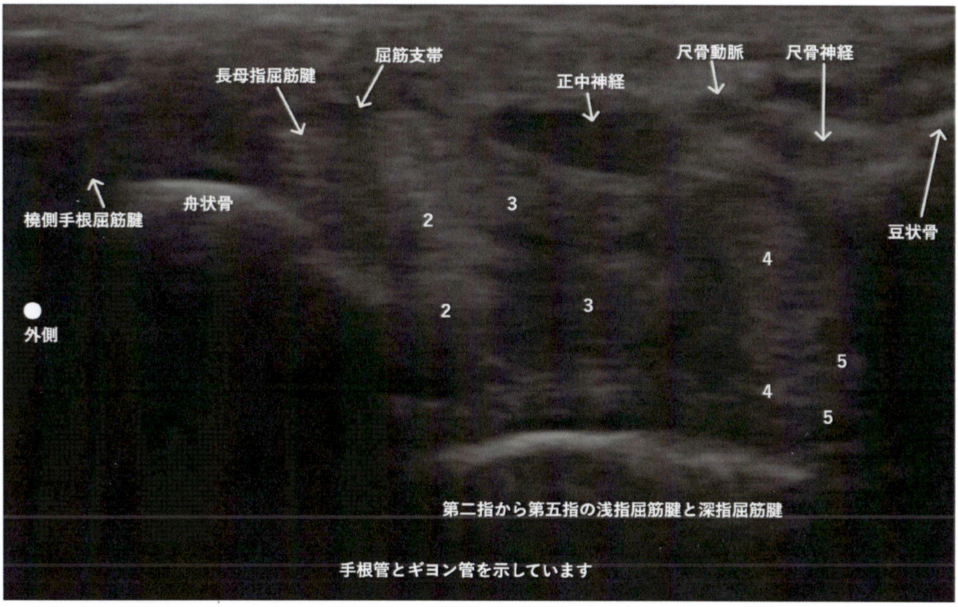

プローブの位置：プローブは、図17で示された領域のすぐ遠位にある手首前面の正中線上に横向きに置かれています。

解剖学的ランドマーク：舟状骨と豆状骨です。

周囲の構造物：正中神経は、浅指屈筋の第3指の腱と第4指の腱の間の表層に位置しています。尺骨神経は、ギヨン管内に見られ、尺骨動脈と豆状骨の間に位置しています。

その他の観察事項：この画像には、近位手根管、ギヨン管、および屈筋支帯が示されています。

図19　正中神経 / 近位手根管 / 舟状骨 / 橈側手根屈筋腱 / 屈筋支帯

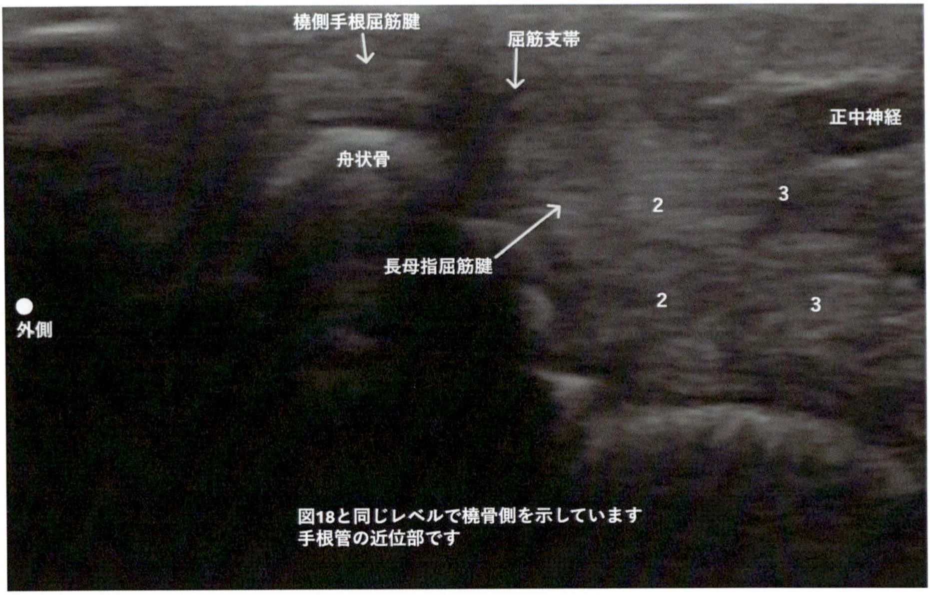

プローブの位置：プローブは、手首前面の橈骨側（親指側）にわずかにずらして横方向に置かれています。これは図18に示されている領域と同じレベルです。この図では橈骨側のみが示されています。

解剖学的ランドマーク：舟状骨のすぐ表層にある橈側手根屈筋腱です。

周囲の構造物：正中神経は、浅指屈筋の第3指の腱と第4指の腱の間の表層に位置しています。

その他の観察事項：この画像には、手根管の近位部と屈筋支帯が写っています。

図20　正中神経 / 遠位手根管 / 大菱形骨 / 短母指外転筋 / 短母指屈筋の浅頭

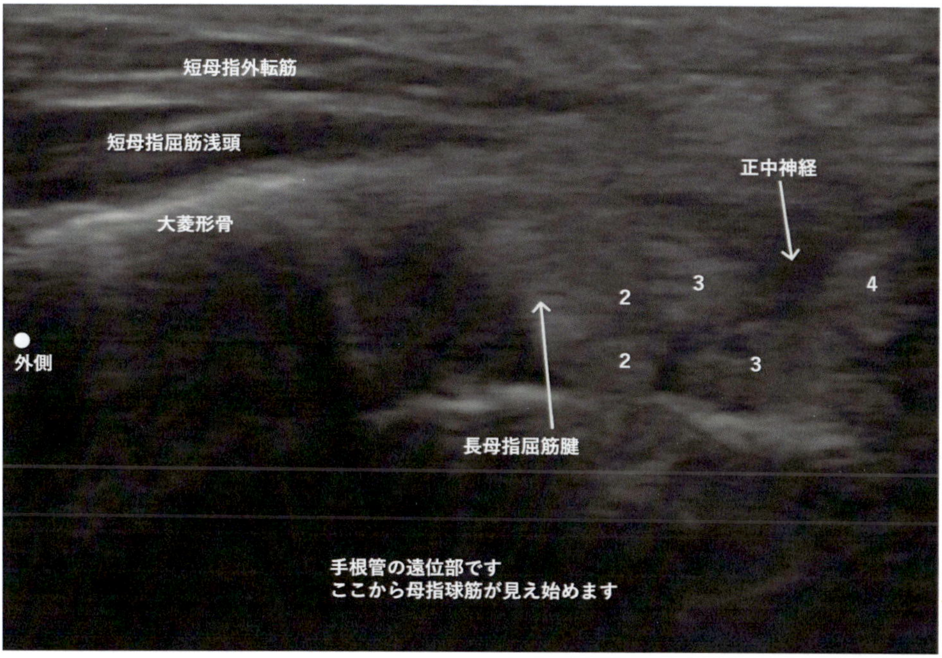

プローブの位置：プローブは、手首前面の図19で示された領域のすぐ遠位、やや橈骨寄りの位置に横向きに置かれています。

解剖学的ランドマーク：大菱形骨です。

周囲の構造物：正中神経は、浅指屈筋の第3指の腱と第4指の腱の間に位置しています。
このレベルでは、母指球筋を2つ観察できます。大菱形骨の上には短母指屈筋の浅頭があり、その筋のすぐ表層に短母指外転筋が見られます。

その他の観察事項：この画像は遠位手根管の橈骨側を示しています。このレベルおよびそれより遠位では、母指球筋が描出されます。

図21　正中神経 / 第1中手骨の基部 / 短母指外転筋 / 短母指屈筋の浅頭

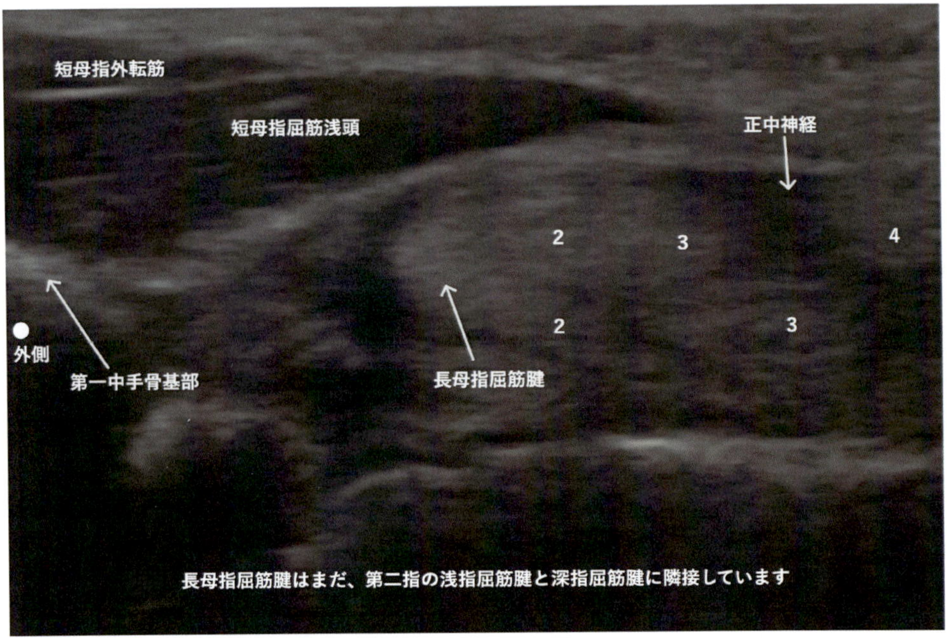

プローブの位置：プローブは、図20で示されている領域のすぐ遠位、手の前面の橈骨側（親指側）にわずかにずらして横方向に置かれています。

解剖学的ランドマーク：第1中手骨の基部です。

周囲の構造物：正中神経は、浅指屈筋の第3指の腱と第4指の腱の間に位置しています。このレベルでは、2つの母指球筋が観察できます。それは、短母指屈筋の浅頭と短母指外転筋で、短母指外転筋は短母指屈筋の浅頭に比べて、より表層にあり、より外側に位置しています。

その他の観察事項：長母指屈筋腱は、まだ、第二指の浅指屈筋腱および深指屈筋腱に隣接しています。

図22　正中神経の反回運動枝 / 正中神経 / 中手骨の近位部 / 母指対立筋 / 短母指屈筋の深頭

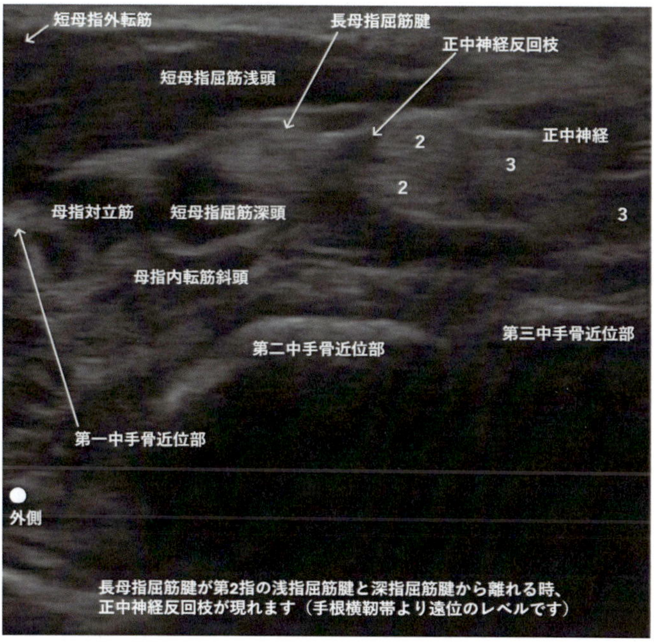

プローブの位置：プローブは、図21で示された領域のすぐ遠位、手の前面のやや橈側で横向きに置かれています。

解剖学的ランドマーク：第3中手骨の近位部と長母指屈筋腱です。

周囲の構造物：正中神経は、浅指屈筋の第3指の腱と第4指の腱の間に位置しています。このレベルでは、正中神経の反回運動枝は、短母指屈筋浅頭のすぐ深部で、長母指屈筋腱と浅指屈筋、深指屈筋のそれぞれの第2指の腱との間に見えています(ただし、ここでは、正中神経の反回運動枝は、その起始部よりも遠位で観察されています)。さらに、他の2つの母指球筋もここで見ることができます。長母指屈筋腱のすぐ外側にある短母指屈筋の深頭と、短母指屈筋の深頭と第1中手骨の近位部の間にある母指対立筋です。

その他の観察事項：このレベルでは、長母指屈筋腱は、浅指屈筋と深指屈筋のそれぞれの第2指の腱から離れています。

図23　正中神経の反回運動枝 / 正中神経の総掌側指神経 / 中手骨骨幹部中央 / 母指内転筋の斜頭と横頭

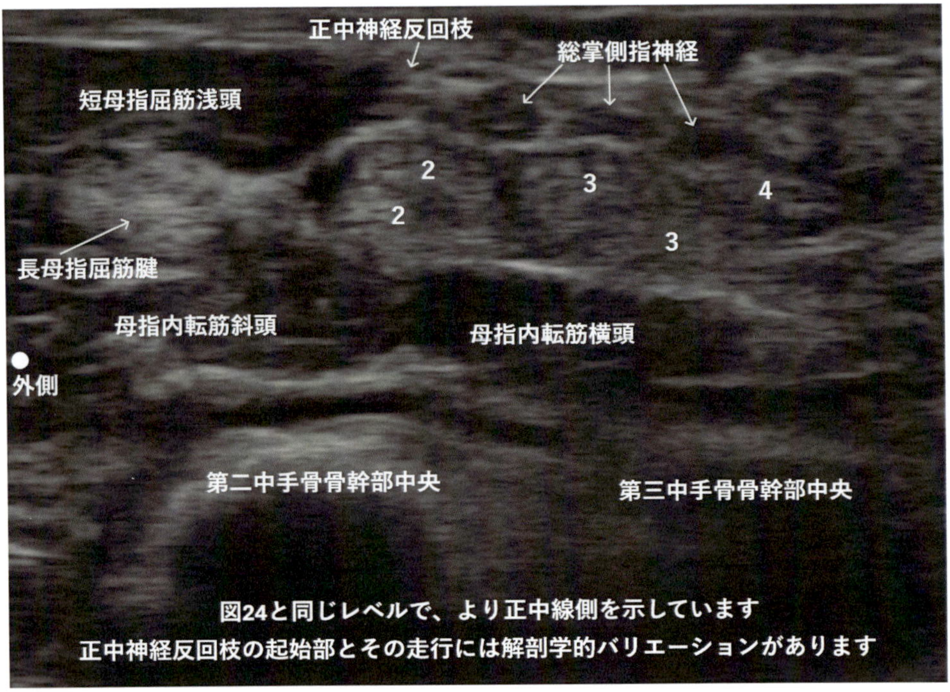

プローブの位置：プローブは、図22で示された領域のすぐ遠位、手の前面の正中線上に横向きに置かれています。

解剖学的ランドマーク：第3中手骨骨幹部中央あたりの部分です。

周囲の構造物：ここでは、手根管よりも遠位のレベルで、正中神経が3本の総掌側指神経に分岐しているのが観察されています。これらはさらに遠位で固有掌側指神経に分かれます。正中神経の反回運動枝は典型的には短母指屈筋浅頭の縁に沿って表層に回り込み、短母指外転筋と短母指屈筋浅頭の間を走行します。ただし、その起始および走行には解剖学的変異があります。

その他の観察事項：深層では、他の2つの母指球筋、すなわち母指内転筋の斜頭と横頭が見えています。

図24　母指球筋 / 中手骨骨幹部中央 / 第1背側骨間筋

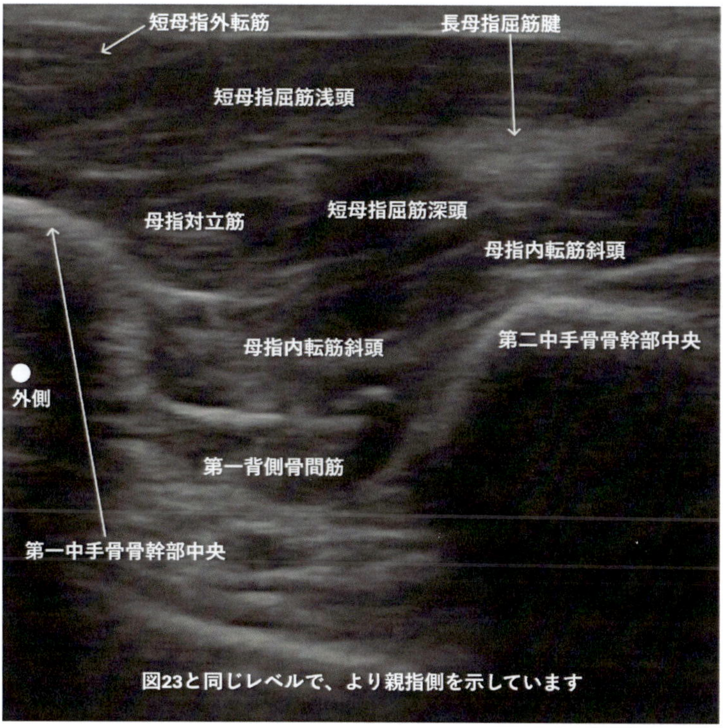

プローブの位置：プローブは、図23に示されている領域と同じレベルで、手の前面の橈骨側（親指側）に横向きに置かれています。

解剖学的ランドマーク：第1中手骨と第2中手骨の骨幹部中央あたりの部分です。

描出される構造物：描出される母指球筋は以下の通りです。

- 表層: 短母指外転筋、および短母指屈筋の浅頭。
- 中層: 母指対立筋、長母指屈筋腱、および短母指屈筋の深頭。（短母指屈筋の深頭は母指対立筋と長母指屈筋腱の間にあるように見えますが、実際には母指対立筋よりもわずかに深部で内側に位置し、長母指屈筋腱の深層も通過します。）
- 深層: 母指内転筋の斜頭。

その他の構造物：母指内転筋の斜頭よりも深部には、第1背側骨間筋が確認できます。

図25　母指球筋 / 第1中手骨の遠位部 / 第2中手骨の骨幹部中央 / 第1背側骨間筋

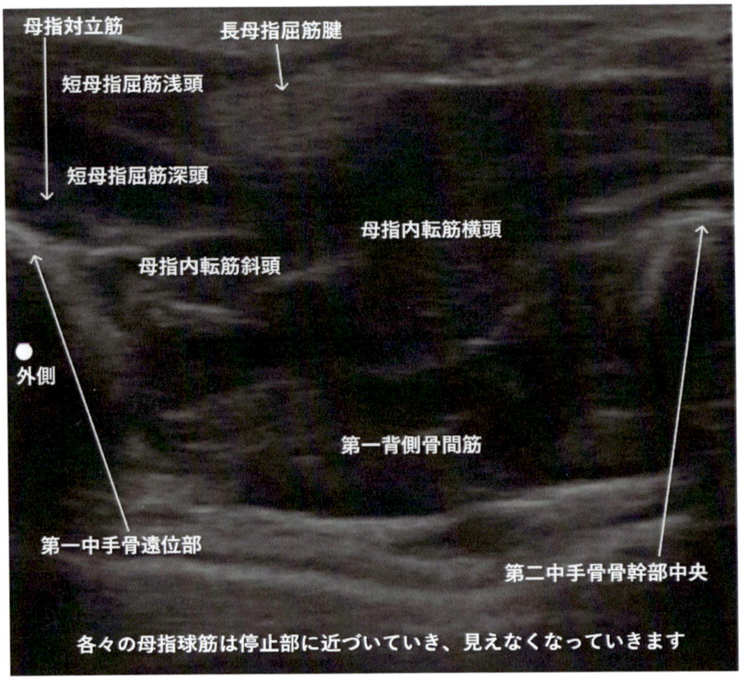

プローブの位置：プローブは、図24で示されている領域のすぐ遠位、手の前面の橈骨側に横向きに置かれています。

解剖学的ランドマーク：第1中手骨の遠位部と第2中手骨の骨幹部中央あたりです。

描出される構造物：描出される母指球筋は以下の通りです。

- 母指の外側種子骨に向かう筋肉は、短母指外転筋、短母指屈筋の浅頭、短母指屈筋の深頭です。
- 母指の内側種子骨に向かう筋肉は、母指内転筋の斜頭と横頭です。
- 母指対立筋は、第1中手骨遠位への付着部に向かって見えなくなります。

その他の構造物：母指内転筋の横頭の深部には、第1背側骨間筋が見えます。

図26　母指球筋 / 第1中手骨の遠位部 / 第2中手骨の骨幹部中央 / 第1背側骨間筋

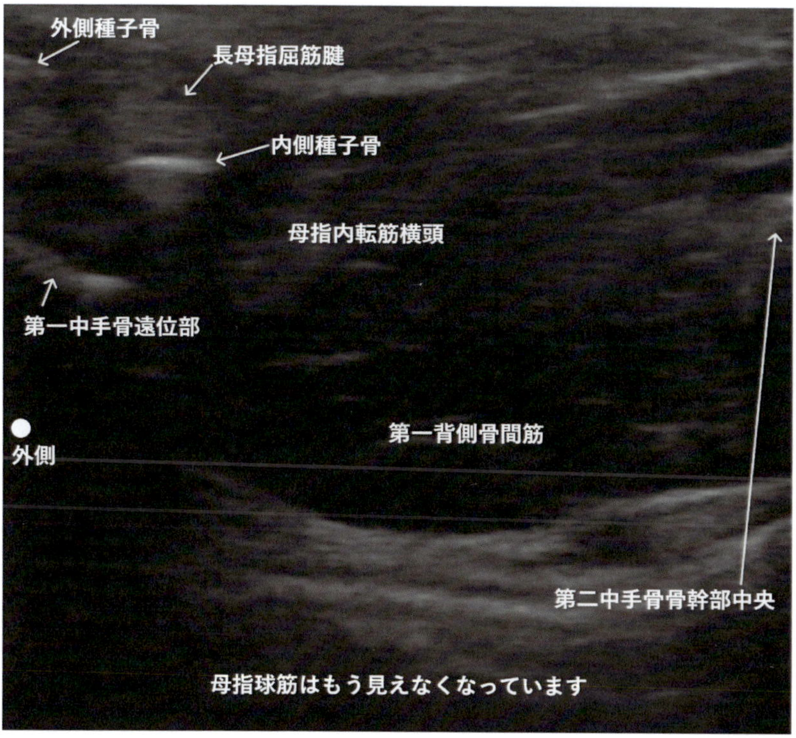

プローブの位置：プローブは、図25に示されている領域のすぐ遠位にある、手の前面の橈骨側に横向きに置かれています。

解剖学的ランドマーク：母指の外側および内側種子骨です。

描出される構造物：ここに確認できる2つの筋肉は、母指内転筋横頭と第一背側骨間筋です。

その他の構造物：長母指屈筋腱は、第一中手骨の遠位レベルで、外側と内側の種子骨の間に見られます。

図27　母指球筋 / 母指の基節骨 / 第2中手骨の遠位部 / 第1虫様筋 / 第1背側骨間筋

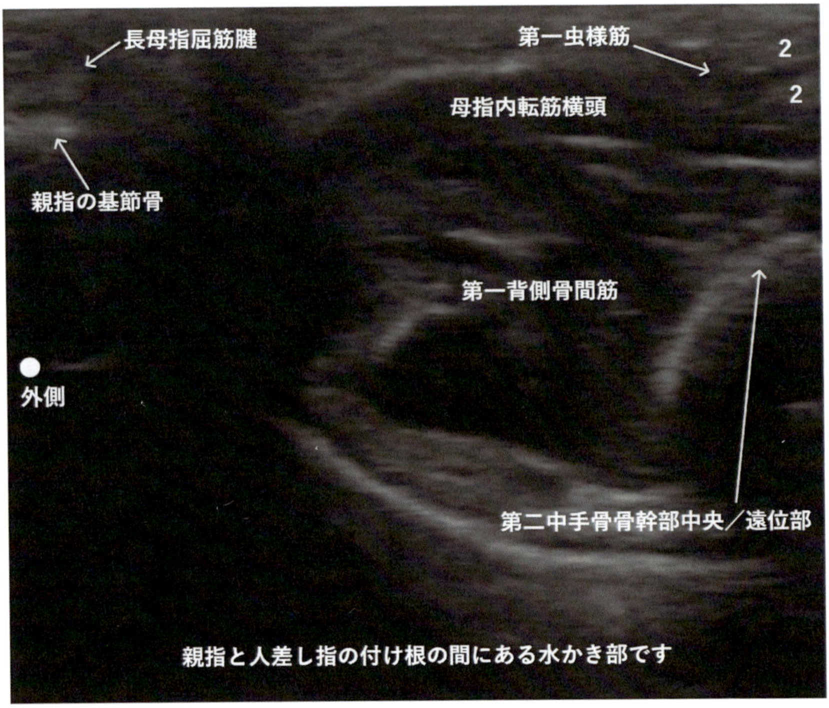

プローブの位置：プローブは、図26で示された領域のすぐ遠位、手の前面の橈側（親指側）に横向きに置かれています。

解剖学的ランドマーク：母指の基節骨上にある長母指屈筋腱です。

描出される構造物：この位置で、サイズが縮小して見える母指内転筋の横頭は、残っている唯一の母指球筋です（ただし、厳密に言えば母指内転筋は母指球筋ではありません）。第1背側骨間筋は、第2中手骨のすぐ外側の空間の大部分を占めています。

その他の構造物：第1虫様筋は、第2指の浅指屈筋腱と深指屈筋腱のすぐ外側に見ることができます。

図28　母指の基節骨 / 第2中手骨の遠位部 / 第1虫様筋 / 第1背側骨間筋

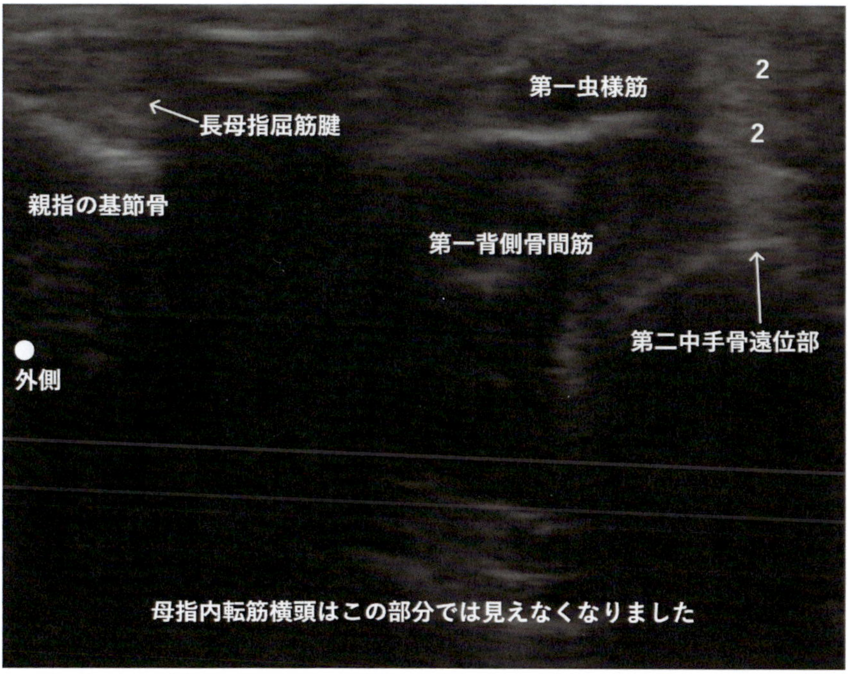

プローブの位置：プローブは、図27で示されている領域のすぐ遠位、手の前面の橈骨側に横向きに置かれています。

解剖学的ランドマーク：第2中手骨の遠位部です。

描出される構造物：母指内転筋の横頭が見えなくなり、母指球筋はもうありません。ここで2つの筋が確認できます。表層には第1虫様筋が、そしてその深層で第2中手骨遠位部のすぐ外側には第1背側骨間筋が見えます。

その他の観察事項：第1虫様筋は、第2指の浅指屈筋腱と深指屈筋腱のすぐ外側に確認できます。

第3章

図1　橈骨神経浅枝 / 橈骨神経深枝 /
肘関節前面の関節軟骨 / 上腕筋 / 腕橈骨筋

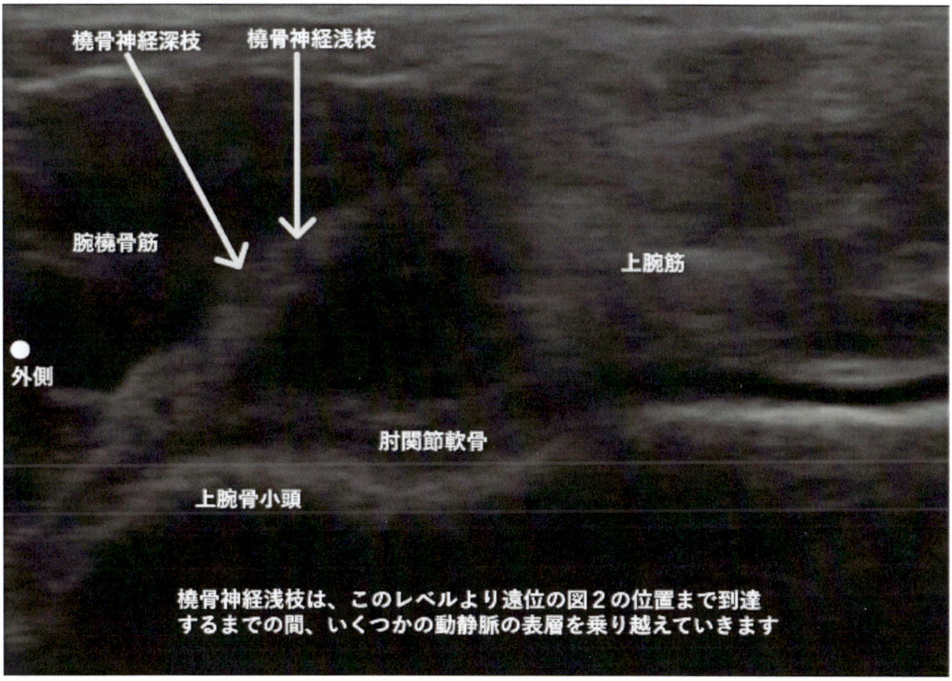

プローブの位置：プローブは、肘のしわのすぐ近位、橈骨側で、横向き（腕の軸に対して垂直）に置かれています。

解剖学的ランドマーク：上腕骨小頭にある肘関節前面の関節軟骨です。

周囲の構造物：橈骨神経浅枝は、上腕筋と腕橈骨筋の間に位置し、橈骨神経深枝のすぐ表層にあります。橈骨神経深枝は、さらに遠位部では、後骨間神経となります。

その他の観察事項：この位置から遠位へスキャンしていくと、橈骨神経浅枝が、動脈や静脈のすぐ表層を通過しながら、橈骨静脈のすぐ外側で回外筋の表層に到達するまでの様子を観察することができます。

図2　橈骨神経浅枝 / 橈骨動脈 / 橈骨静脈 /
回外筋 / 円回内筋の上腕頭

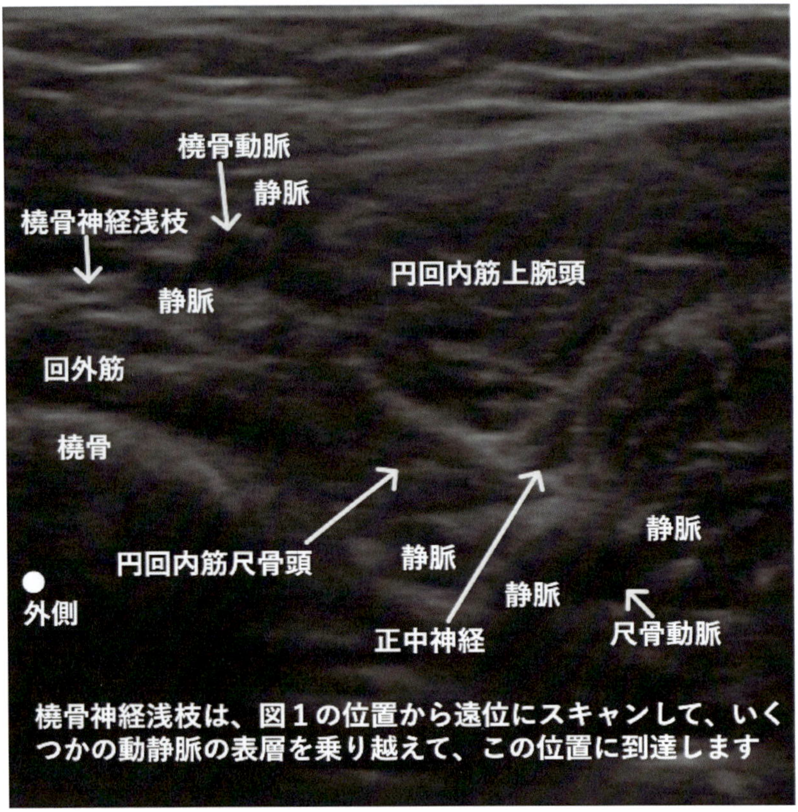

プローブの位置：プローブは、図1に示されている位置よりも遠位で、前腕の近位部のやや橈骨寄りに横向きに置かれています。

解剖学的ランドマーク：円回内筋上腕頭の外側端にある橈骨動脈です。

周囲の構造物：橈骨神経の浅枝は、橈骨静脈のすぐ外側で、かつ、回外筋の表層に位置しています。

その他の観察事項：このレベルでは、正中神経はちょうど円回内筋の二つの頭の間から出てきたところです。

図3　橈骨神経浅枝 / 橈骨動脈 / 橈骨静脈 / 回外筋 / 円回内筋の上腕頭

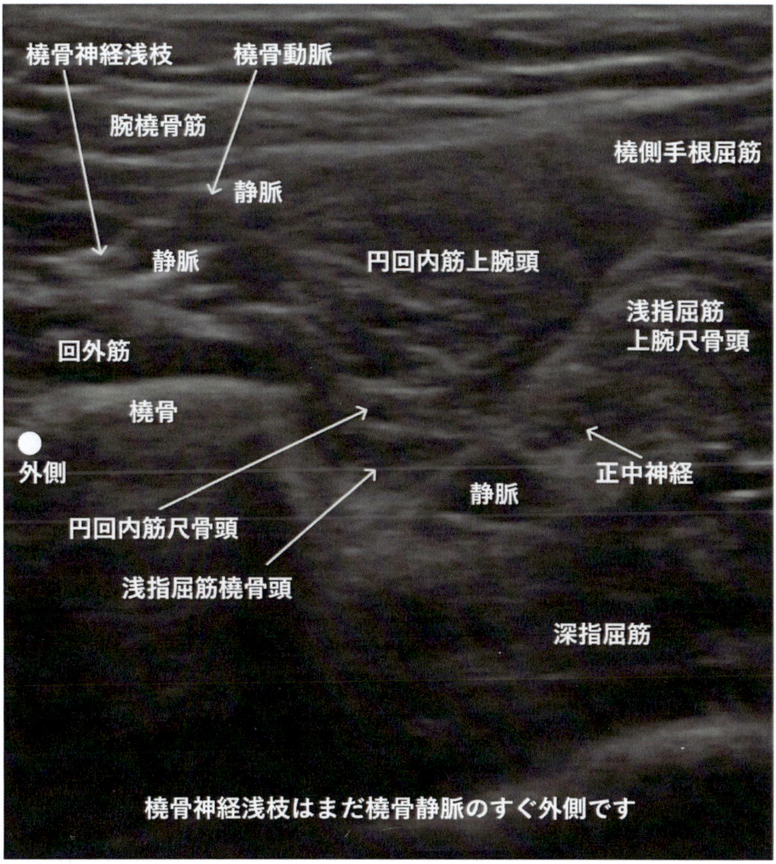

プローブの位置：プローブは、前腕の近位部のやや橈骨寄りに横向きに、図2に示されている位置のすぐ遠位に置かれています。

解剖学的ランドマーク：円回内筋上腕頭の外側端にある橈骨動脈です。

周囲の構造物：橈骨神経浅枝は、橈骨静脈のすぐ外側に位置し、回外筋の表層にあります。

その他の観察事項：このレベルでは、浅指屈筋の橈骨頭が見えてきます。

図4　橈骨神経浅枝 / 橈骨動脈 / 橈骨静脈 / 回外筋 / 円回内筋の上腕頭

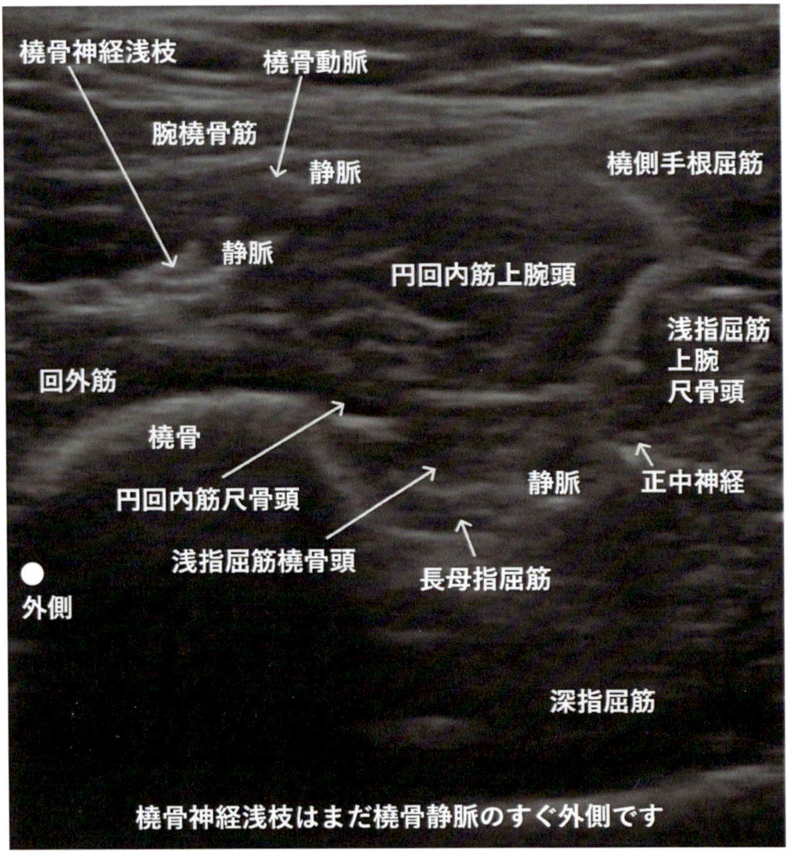

プローブの位置：プローブは、前腕の近位部、図3に示された位置のすぐ遠位で、やや橈骨寄りに横向きに置かれています。

解剖学的ランドマーク：円回内筋上腕頭の外側縁に見られる橈骨動脈です。

周囲の構造物：橈骨神経浅枝は、橈骨静脈のすぐ外側で、かつ、回外筋の表層に位置しています。

その他の観察事項：このレベルでは、長母指屈筋が現れます。

図5　橈骨神経浅枝 / 橈骨動脈 / 橈骨静脈 / 回外筋 / 円回内筋の上腕頭

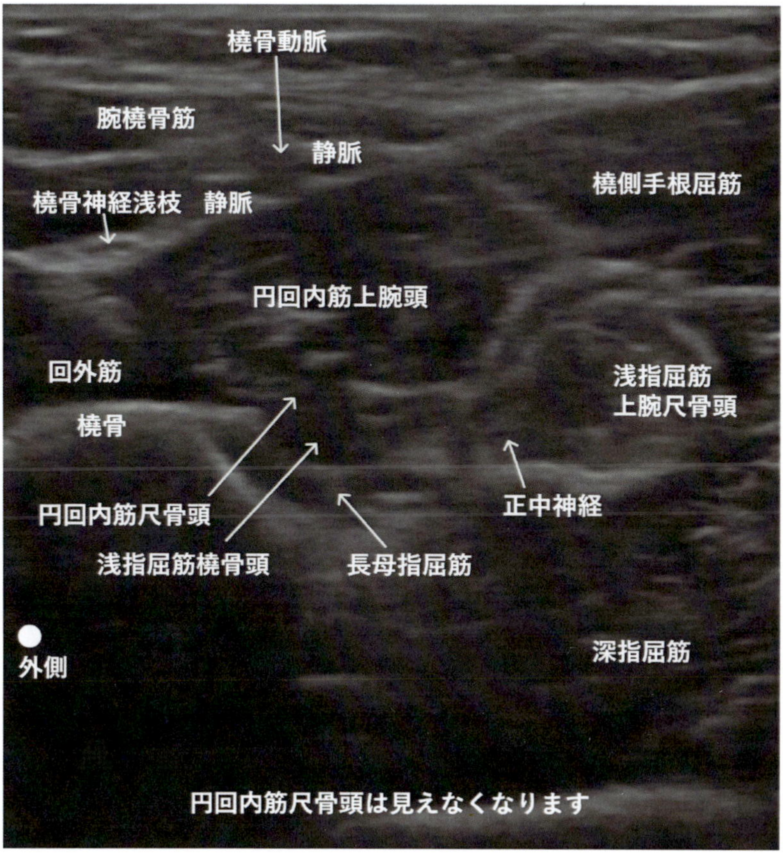

プローブの位置：プローブは、前腕中央部のやや橈側で、図4に示された位置のすぐ遠位に横方向に置かれています。

解剖学的ランドマーク：円回内筋上腕頭の中央部の表層に位置している橈骨動脈です。

周囲の構造物：橈骨神経の浅枝は、円回内筋上腕頭の外側縁の表層に位置しています。

その他の観察事項：このレベルでは、橈骨神経の浅枝と橈骨静脈は離れています。

図6　橈骨神経浅枝 / 腕橈骨筋 / 円回内筋の上腕頭 / 橈骨動脈 / 橈側手根屈筋

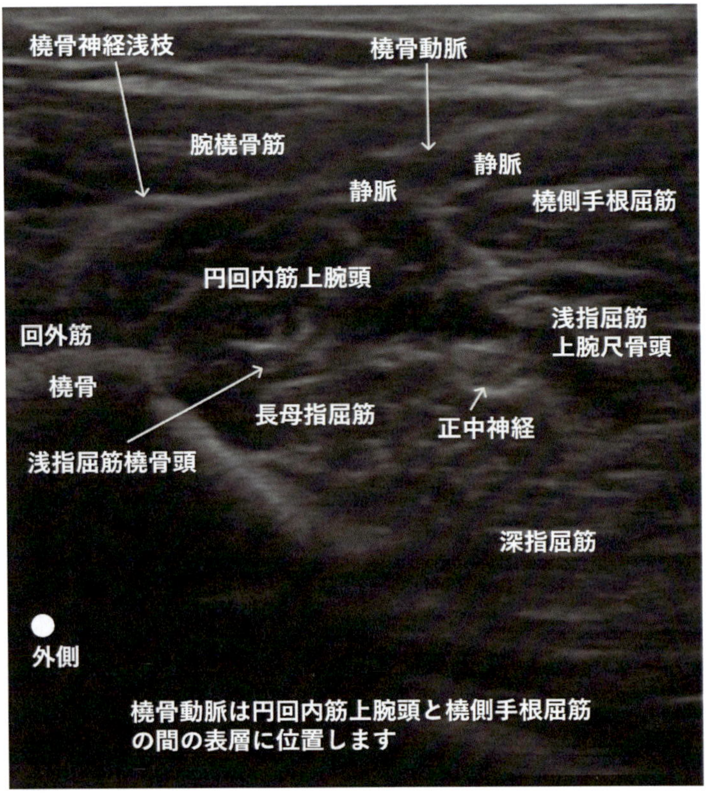

プローブの位置：プローブは、前腕中央部のやや橈側で、図5に示された位置のすぐ遠位に横方向に置かれています。

解剖学的ランドマーク：円回内筋上腕頭と橈側手根屈筋の間にある橈骨動脈です。

周囲の構造物：橈骨神経浅枝は、円回内筋上腕頭の外側部の表層に位置しています。

その他の観察事項：橈骨神経浅枝は、腕橈骨筋と円回内筋上腕頭の間に位置しています。

図7　橈骨神経浅枝 / 腕橈骨筋 / 円回内筋の上腕頭 / 橈骨動脈 / 橈側手根屈筋

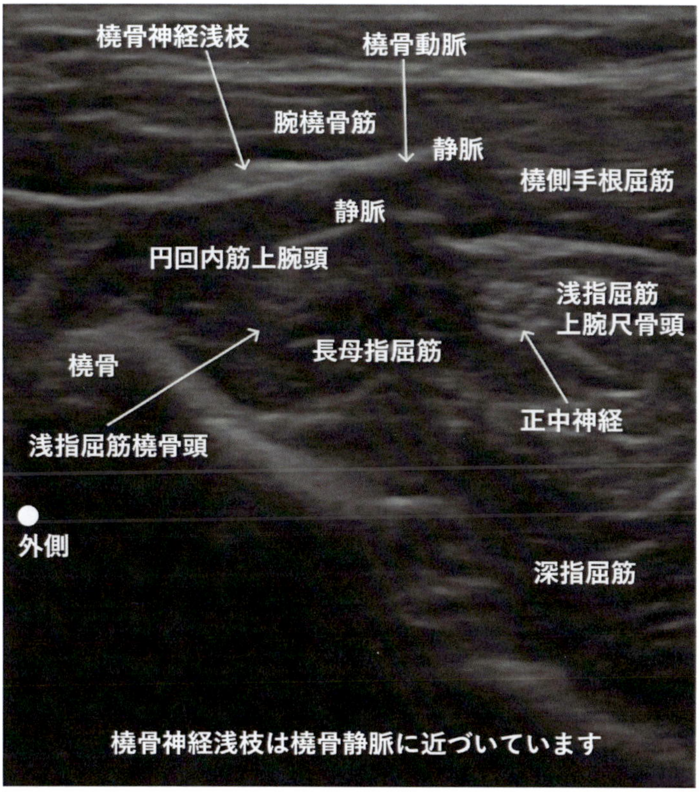

プローブの位置：プローブは、前腕中央部のやや橈側で、図6に示された位置のすぐ遠位に横方向に置かれています。

解剖学的ランドマーク：円回内筋上腕頭と橈側手根屈筋の間にある橈骨動脈です。

周囲の構造物：橈骨神経浅枝は、円回内筋上腕頭の中央部の表層に位置しています。

その他の観察事項：橈骨神経浅枝は、腕橈骨筋と円回内筋上腕頭の間に位置しています。また、回外筋はもう見えていません。

図8　橈骨神経浅枝 / 腕橈骨筋 / 円回内筋の上腕頭 / 橈骨動脈 / 橈骨静脈 / 橈側手根屈筋

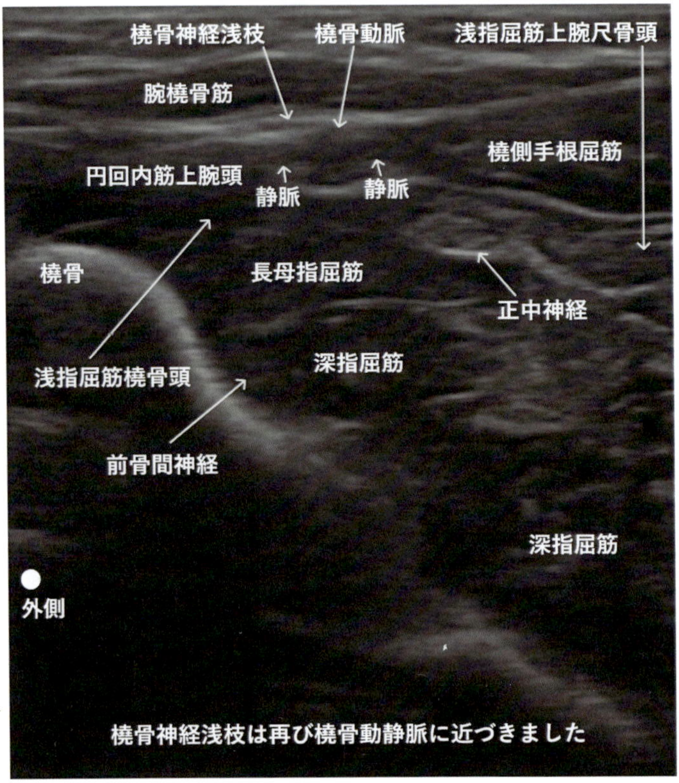

プローブの位置：プローブは、前腕中央部のやや橈側で、図7に示された位置のすぐ遠位に横方向に置かれています。

解剖学的ランドマーク：円回内筋上腕頭と橈側手根屈筋の間にある橈骨動脈です。

周囲の構造物：橈骨神経浅枝は、橈骨静脈のすぐ表層にあります。

その他の観察事項：橈骨神経浅枝は、腕橈骨筋のすぐ深層に位置しています。さらに、このレベルでは、円回内筋上腕頭の大きさは減少しています。

図9　橈骨神経浅枝 / 腕橈骨筋 / 円回内筋の上腕頭 / 橈骨動脈 / 橈骨静脈 / 橈側手根屈筋

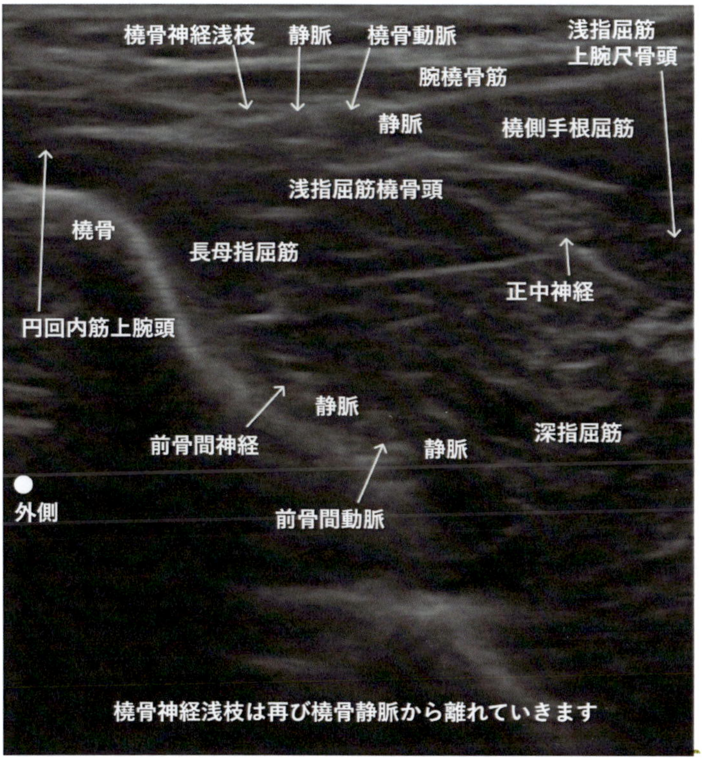

プローブの位置：プローブは、前腕中央部のやや橈側で、図8に示された位置のすぐ遠位に横方向に置かれています。

解剖学的ランドマーク：円回内筋上腕頭と橈側手根屈筋の間にある橈骨動脈です。

周囲の構造物：橈骨神経浅枝は、橈骨静脈のすぐ表層かつ外側にあります。

その他の観察事項：橈骨神経浅枝は、腕橈骨筋のすぐ深層に位置しています。さらに、このレベルでは、円回内筋上腕頭はほとんど見えません。

図10　橈骨神経浅枝 / 腕橈骨筋 / 長･短橈側手根伸筋

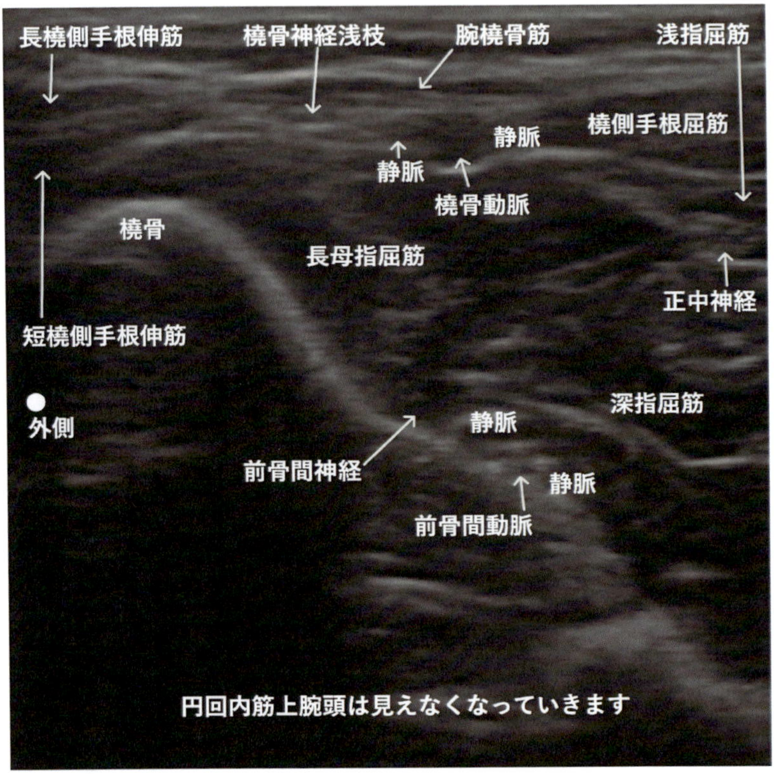

プローブの位置：プローブは、前腕中央部のやや橈側で、図9に示された位置のすぐ遠位に横方向に置かれています。

解剖学的ランドマーク：橈側手根屈筋のすぐ外側に位置する、橈骨動脈と静脈です。

周囲の構造物：橈骨神経浅枝は、橈骨静脈のすぐ表層かつ外側にあります。

その他の観察事項：橈骨神経浅枝は、このレベルでは非常に薄くなっている腕橈骨筋のすぐ深部に位置しています。円回内筋上腕頭はもう見えません。浅指屈筋の橈骨頭は、内側でその上腕尺骨頭と合流します。さらに、橈骨のすぐ外側には長･短橈側手根伸筋が見えます。

図11　橈骨神経浅枝 / 腕橈骨筋の筋腱移行部 / 長・短橈側手根伸筋

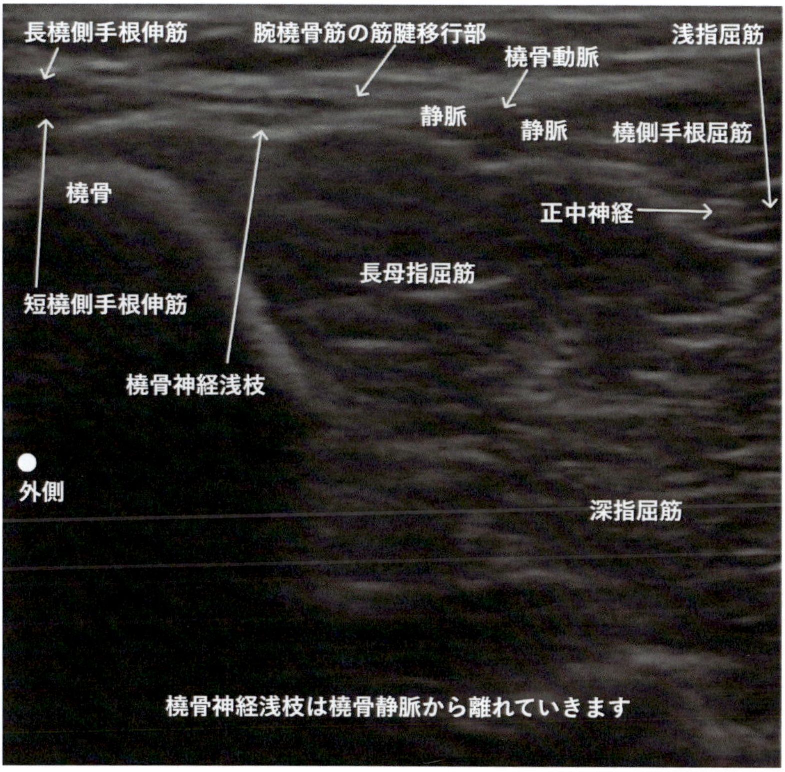

プローブの位置：プローブは、前腕遠位部のやや橈側で、図10に示された位置のすぐ遠位に横方向に置かれています。

解剖学的ランドマーク：橈側手根屈筋のすぐ外側に位置する、橈骨動脈と静脈です。

周囲の構造物：橈骨神経浅枝は、腕橈骨筋の筋腱移行部の深層に位置しています。

その他の観察事項：橈骨の外側面には長・短橈側手根伸筋が見えます。

図12　橈骨神経浅枝 / 腕橈骨筋の腱 / 長橈側手根伸筋の腱

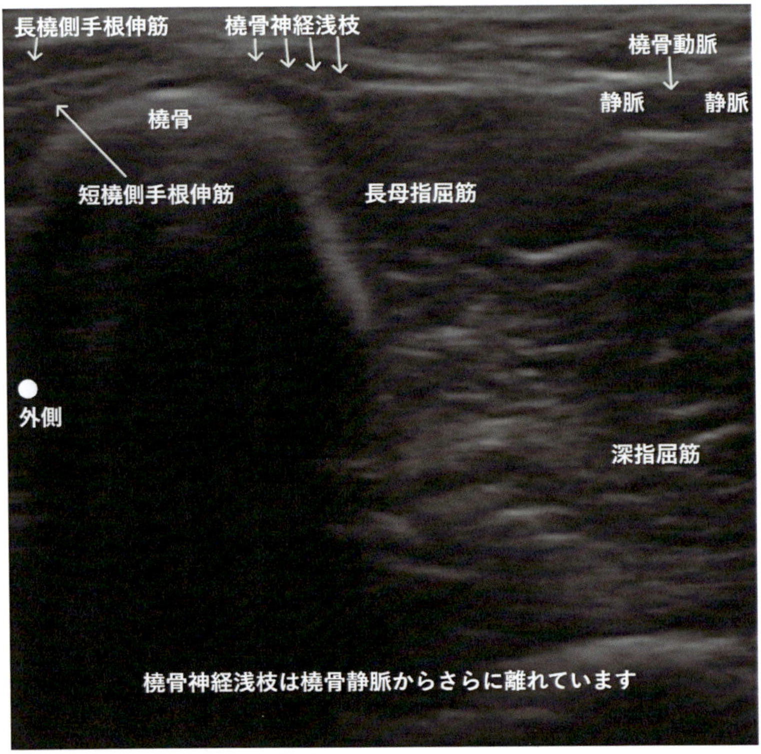

プローブの位置：プローブは、図11で示された位置のすぐ遠位で、前腕遠位部の橈骨側に、横方向に置かれています。

解剖学的ランドマーク：橈骨と長母指屈筋です。

周囲の構造物：橈骨神経浅枝は、前腕の遠位部で、腕橈骨筋の腱と長橈側手根伸筋の腱の間から深筋膜を貫通して表層に出てこようとしています。

その他の観察事項：このレベルでは、橈骨神経浅枝は橈骨静脈からさらに離れています。そして、長橈側手根伸筋と短橈側手根伸筋の筋腱移行部が、橈骨の前側で見られます。

図13　橈骨神経浅枝 / 腕橈骨筋の腱 / 長橈側手根伸筋の腱

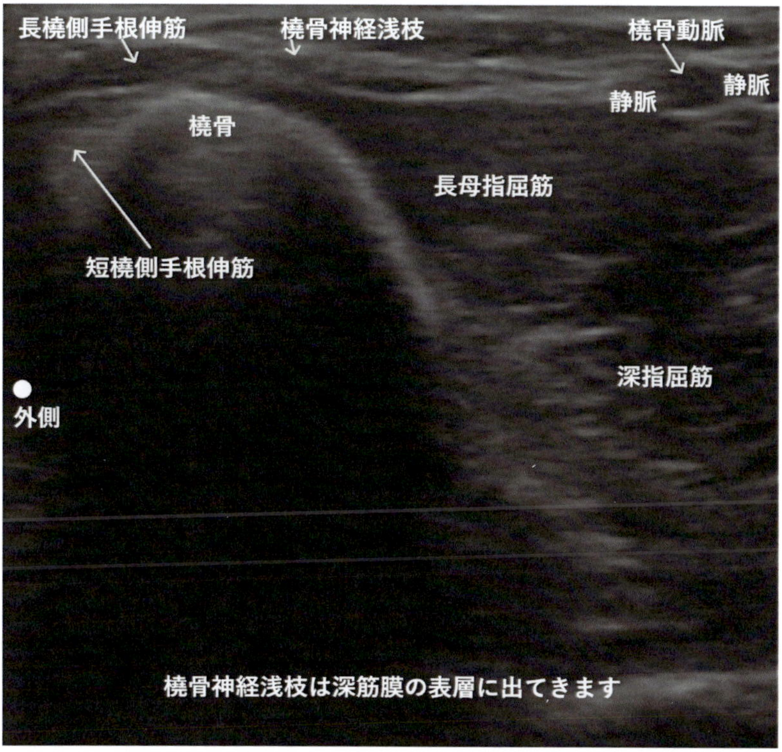

プローブの位置：プローブは、図12で示された位置のすぐ遠位で、前腕遠位部の橈骨側に、横方向に置かれています。

解剖学的ランドマーク：腕橈骨筋の腱と長橈側手根伸筋の腱の間にあるスペースです。

周囲の構造物：橈骨神経浅枝は、深筋膜の表面に現れており、腕棒骨筋の腱と長橈側手根伸筋の腱の間に位置しています。

その他の観察事項：長橈側手根伸筋と短橈側手根伸筋の筋腱移行部は、橈骨の前面に見ることができます。

図14　橈骨神経浅枝の内側枝と外側枝 / 外側前腕皮神経の掌側枝

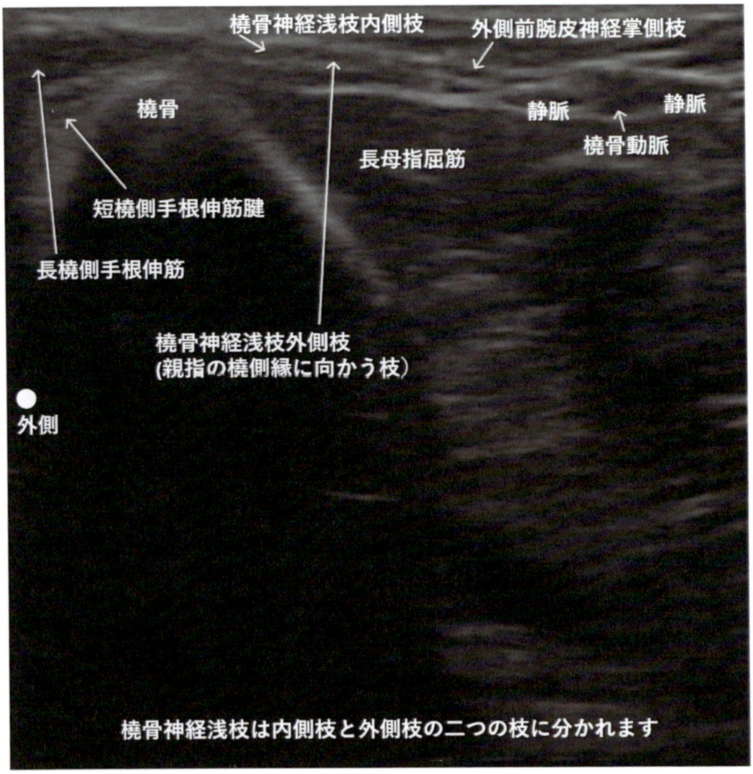

プローブの位置：プローブは、図13で示された位置のすぐ遠位で、前腕遠位部の橈骨側に、横方向に置かれています。

解剖学的ランドマーク：長橈側手根伸筋の腱です。

周囲の構造物：橈骨神経浅枝は、内側枝と外側枝の2つの枝に分かれます。橈骨神経浅枝の内側枝は、長橈側手根伸筋の腱により近いところを走行している枝です。

その他の観察事項：外側前腕皮神経の掌側枝は、橈骨神経浅枝の外側枝のすぐ掌側に見ることができます。さらに、長橈側手根伸筋と短橈側手根伸筋の筋腱移行部が、橈骨の前面に見えています。

図15　橈骨神経浅枝の内側枝 / 長母指外転筋 / 短母指伸筋 / 長・短橈側手根伸筋腱

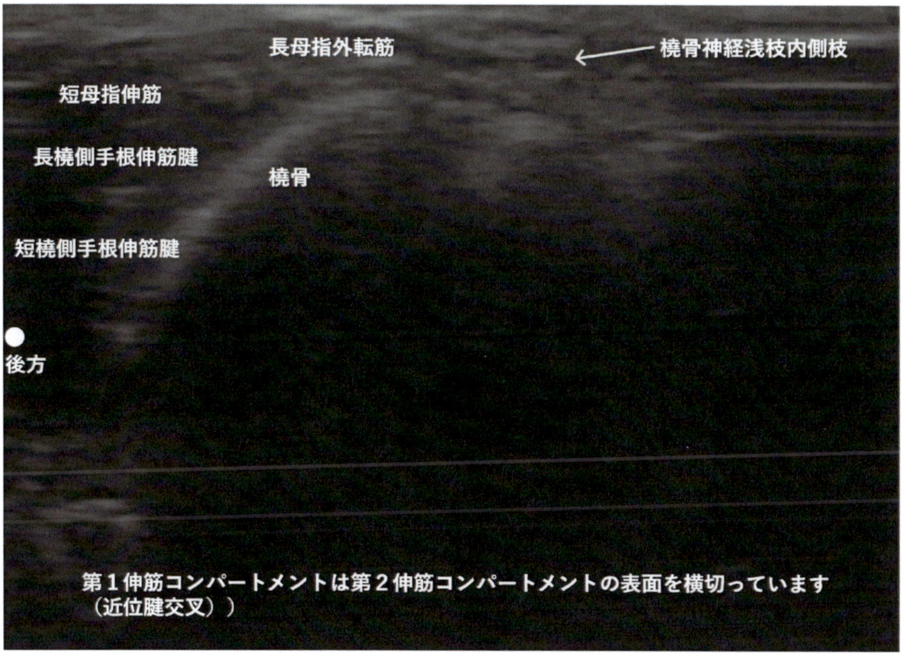

プローブの位置：プローブは、図14で示された位置のすぐ遠位で、前腕遠位部の橈側縁（前面と後面の境界）に、横方向に置かれています。

解剖学的ランドマーク：長母指外転筋です。

周囲の構造物：橈骨神経浅枝の内側枝は、長母指外転筋と短母指伸筋の腱の表層を走行しようとしているところです。

その他の観察事項：長母指外転筋と短母指伸筋の筋腱移行部は、長橈側手根伸筋と短橈側手根伸筋の腱の表面を横切っています。（近位腱交叉）

図16　橈骨神経浅枝の内側枝 / 長母指外転筋腱 / 短母指伸筋腱

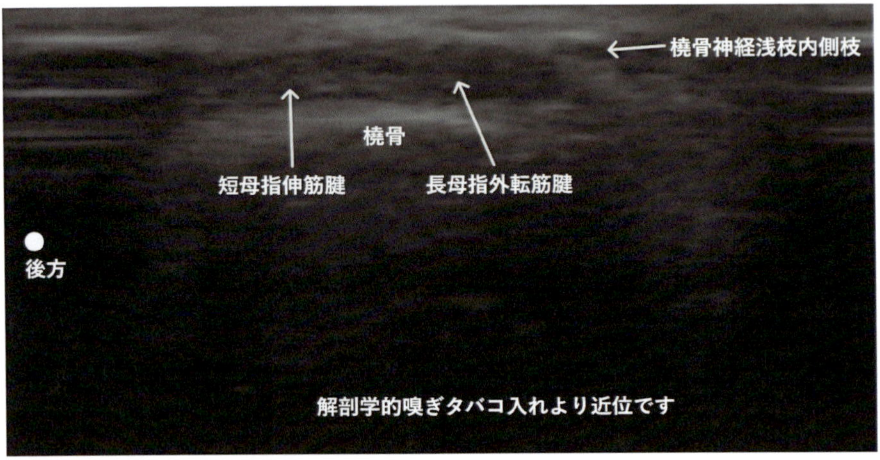

プローブの位置：プローブは、図15で示された位置のすぐ遠位で、前腕遠位部の橈側縁（前面と後面の境界）に、横方向に置かれています。

解剖学的ランドマーク：長母指外転筋腱です。

周囲の構造物：この画像では、橈骨神経浅枝の内側枝は、長母指外転筋腱の表面を横切る最初の位置にあります。

その他の観察事項：このプローブ位置では、長橈側手根伸筋と短橈側手根伸筋の腱は、画像の左側の外にあり，見えていません。

図17　橈骨神経浅枝の内側枝 / 長母指外転筋腱 / 短母指伸筋腱

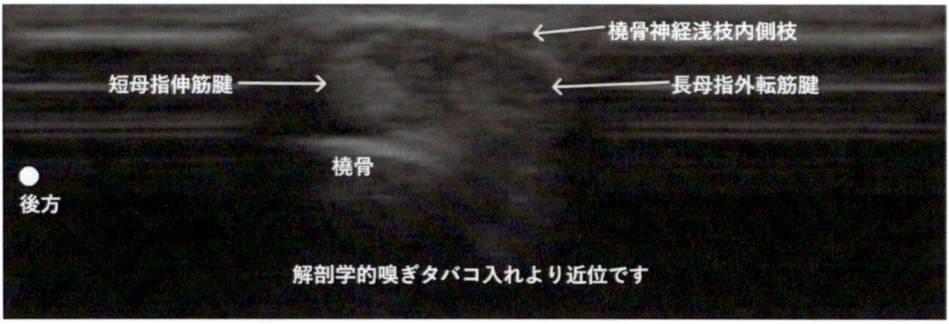

プローブの位置：プローブは、図16で示された位置のすぐ遠位で、前腕遠位部の橈側縁（前面と後面の境界）に、横方向に置かれています。

解剖学的ランドマーク：長母指外転筋腱です。

周囲の構造物：この断面では、橈骨神経浅枝の内側枝が、長母指外転筋腱の表面を横切っています。

その他の観察事項：手首の第1伸筋コンパートメントが、長母指外転筋腱と短母指伸筋腱を含み、橈骨と伸筋支帯の間に位置しています。

図18　橈骨神経浅枝の内側枝 / 長母指外転筋腱 / 短母指伸筋腱 / 長・短橈側手根伸筋腱

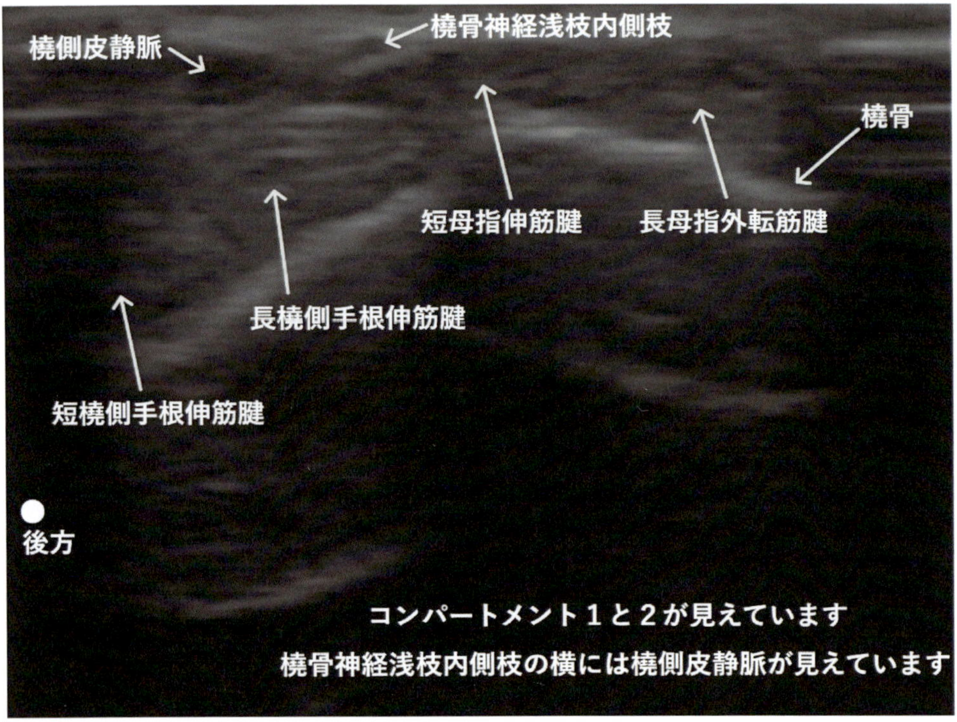

プローブの位置：プローブは、図17で示された位置のすぐ遠位で、前腕遠位部の橈側縁（前面と後面の境界）に、横方向に置かれています。

解剖学的ランドマーク：短母指伸筋腱です。

周囲の構造物：この画像では、橈骨神経浅枝の内側枝が、短母指伸筋腱の表層を横切っています。

その他の観察事項：このレベルでは、長橈側手根伸筋と短橈側手根伸筋の腱を含む手首の第2伸筋コンパートメントが再び見えてきます。

図19　橈骨神経浅枝内側枝の橈側と尺側の枝 / 橈側皮静脈 / 短母指伸筋腱

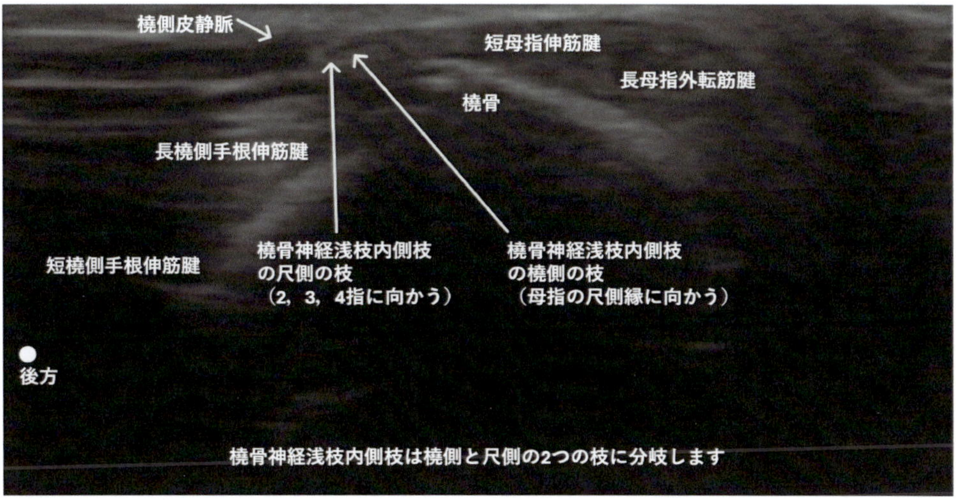

プローブの位置：プローブは、図18で示された位置のすぐ遠位で、前腕遠位部の橈側縁（前面と後面の境界）に、横方向に置かれています。

解剖学的ランドマーク：短母指伸筋腱と橈側皮静脈の間の空間です。

周囲の構造物：第1伸筋コンパートメントの腱を越えた直後、橈骨神経浅枝の内側枝は、橈側皮静脈の橈側で2つの枝に分かれます（解剖学的変異の可能性あり）。この2つの枝のうち、橈側の枝は遠位で長母指伸筋腱を越えて母指の尺側縁に向かいます。尺側の枝は橈側皮静脈の尺側に向かい、橈骨神経浅枝の残りの神経支配領域を供給します。

その他の観察事項：長橈側手根伸筋腱の伸筋支帯が、橈側皮静脈の近くに見えます。

図20　橈骨神経浅枝内側枝の尺側の枝 / 橈側皮静脈 / 第2コンパートメントの伸筋支帯 / 解剖学的嗅ぎタバコ入れ

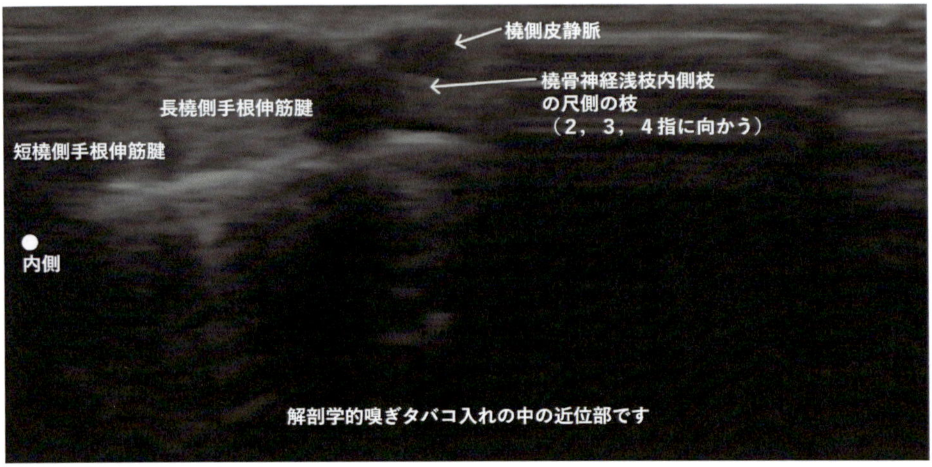

プローブの位置：プローブは、手首の背面の橈骨側で横向きに、図19に示されている位置のすぐ遠位に置かれています。

解剖学的ランドマーク：解剖学的嗅ぎタバコ入れの中の近位部です。

周囲の構造物：橈骨神経浅枝の内側枝の尺側の枝は、橈側皮静脈の下を横切ります（解剖学的変異の可能性あり）。

その他の観察事項：第2伸筋コンパートメントを覆う伸筋支帯が、橈側皮静脈のすぐ尺側（内側）に見えます。

図21　橈骨神経浅枝内側枝の尺側の枝 / 橈側皮静脈 / 第2コンパートメントの伸筋支帯 / 解剖学的嗅ぎタバコ入れ

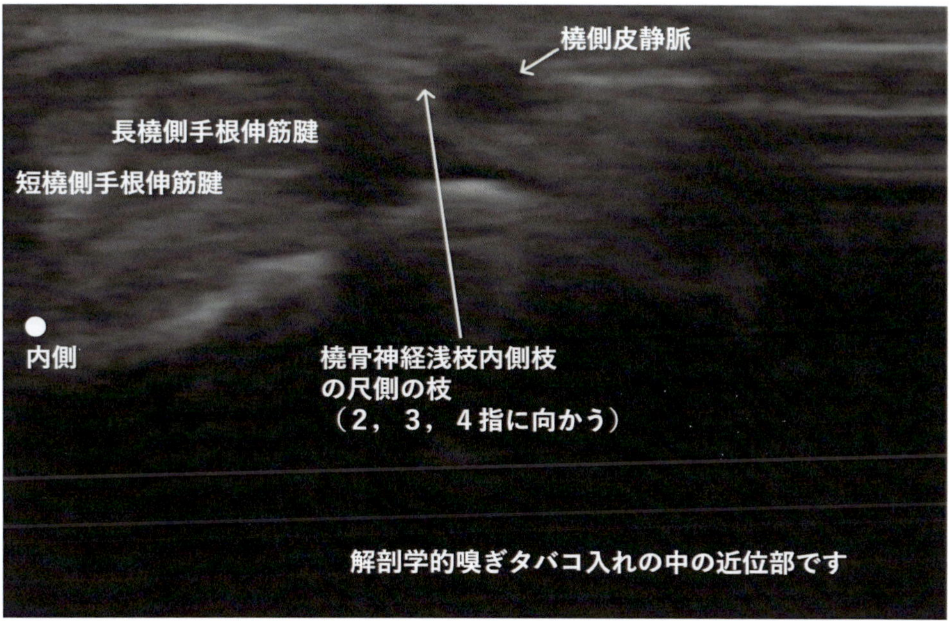

プローブの位置：プローブは、手首の背面の橈骨側で横向きに、図20に示されている位置のすぐ遠位に置かれています。

解剖学的ランドマーク：解剖学的嗅ぎタバコ入れの中の近位部です。

周囲の構造物：橈骨神経浅枝の内側枝の尺側の枝は、橈側皮静脈と第2伸筋コンパートメントを覆う伸筋支帯の間に位置しています。

その他の観察事項：橈骨神経浅枝の内側枝の尺側の枝は、ここでは、橈側皮静脈の尺側に位置しています。

図22　橈骨神経浅枝内側枝の尺側の枝 / 橈側皮静脈 / 長母指伸筋腱 / 解剖学的嗅ぎタバコ入れ

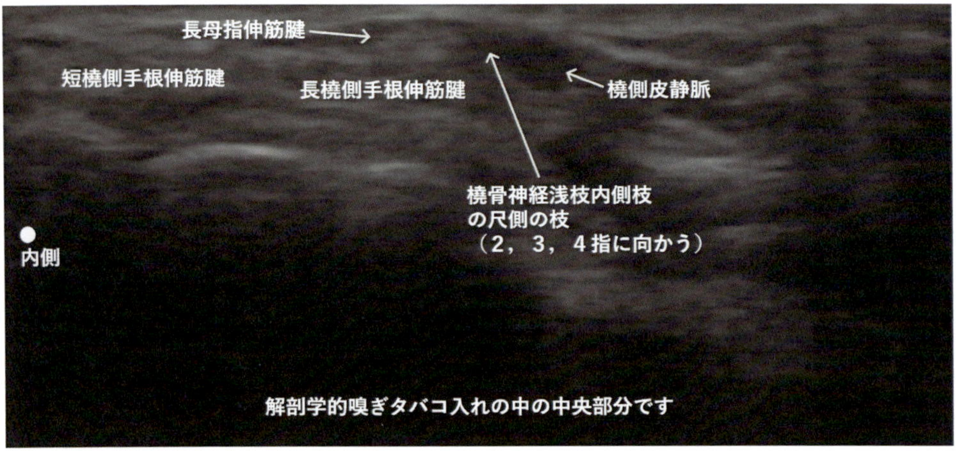

プローブの位置：プローブは、手首の背面の橈骨側で横向きに、図21に示されている位置のすぐ遠位に置かれています。

解剖学的ランドマーク：解解剖学的嗅ぎタバコ入れの中の中央部分です。

周囲の構造物：橈骨神経浅枝の内側枝の尺側の枝は、遠位腱交叉部で第2伸筋コンパートメントの腱の浅層を横切る長母指伸筋腱の橈側に位置しています。

その他の観察事項：橈骨神経浅枝の内側枝の尺側の枝は、長母指伸筋腱を横切る手前です。

図23　橈骨神経浅枝内側枝の尺側の枝 /
橈側皮静脈 / 長母指伸筋腱

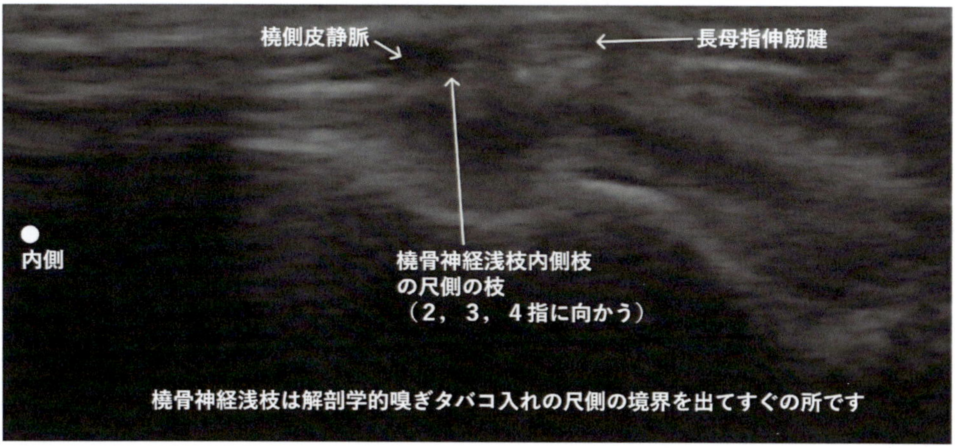

プローブの位置：プローブは、手首の背面の橈骨側で横向きに、図22に示されている位置のすぐ遠位に置かれています。

解剖学的ランドマーク：長母指伸筋腱のすぐ内側（尺骨側）の領域です（解剖学的嗅ぎタバコ入れから出ています）。

周囲の構造物：橈骨神経浅枝の内側枝の尺側の枝は、長母指伸筋腱よりも尺骨側（内側）に位置しています。

その他の観察事項：この後、橈骨神経浅枝の内側枝の尺側の枝は、橈骨神経浅枝の残りの神経支配領域を供給するために分岐していきます。

第4章

図1　橈骨神経深枝 / 橈骨神経浅枝 / 肘関節前面の関節軟骨 / 上腕筋 / 腕橈骨筋

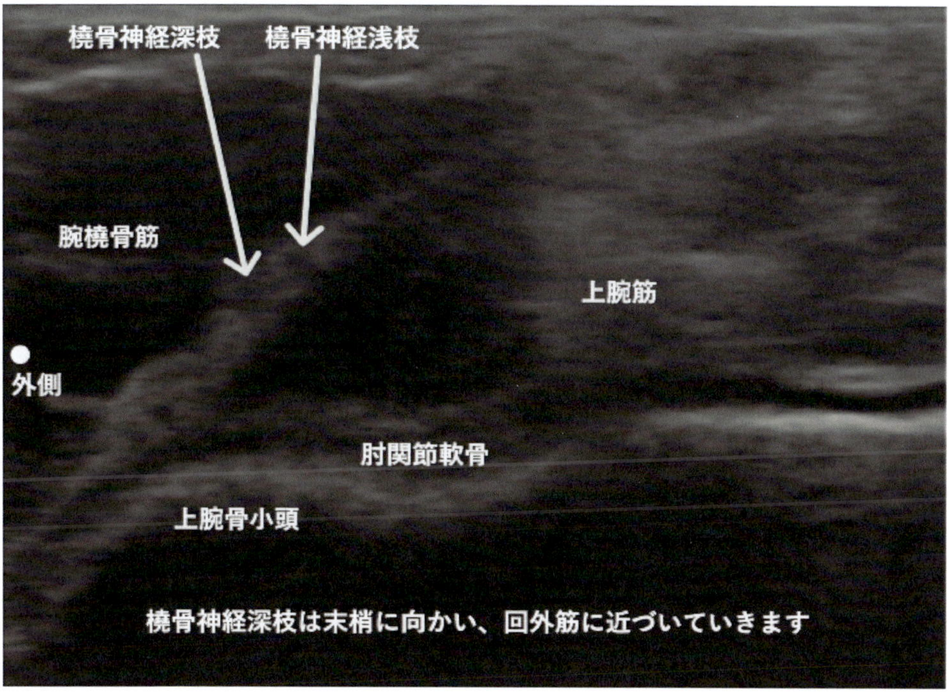

プローブの位置：プローブは、肘のしわのすぐ近位、橈骨側で、横向き（腕の軸に対して垂直）に置かれています。

解剖学的ランドマーク：上腕骨小頭にある肘関節前方の関節軟骨です。

周囲の構造物：橈骨神経深枝は、腕橈骨筋と上腕筋の間にあり、橈骨神経浅枝のすぐ深部に位置します。この深枝は、さらに末梢に進むと後骨間神経になります。

その他の観察事項：この位置から末梢方向へスキャンしていくと、橈骨神経深枝が回外筋に近づいていくのがわかります。上腕筋が尺骨への付着部に向かって末梢へ移動するにつれて、回外筋は橈骨上に見えてきます。

図2　橈骨神経深枝 / 回外筋の浅層と深層 / フローセのアーケード

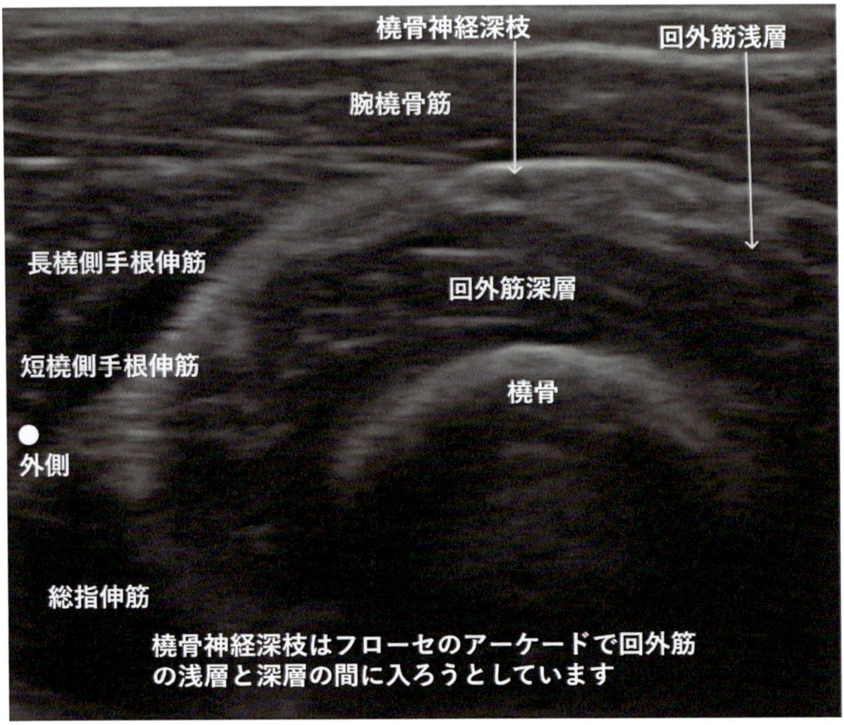

プローブの位置：プローブは、図1で示された位置の遠位で、前腕の前面近位部の橈骨側に、横向きに置かれています。

解剖学的ランドマーク：橈骨上の回外筋です。

周囲の構造物：この時点で、橈骨神経深枝は、フローセのアーケードで回外筋の浅層と深層の間に入ろうとしています。このアーケードは、回外筋の浅層の近位端によって形成される腱性または線維性のアーチです。

その他の観察事項：回外筋は、腕橈骨筋、長橈側手根伸筋、短橈側手根伸筋、および総指伸筋に囲まれています。このレベルでは、橈骨神経深枝は回外筋と腕橈骨筋の間に位置しています。

図3　後骨間神経 / 回外筋の浅層と深層

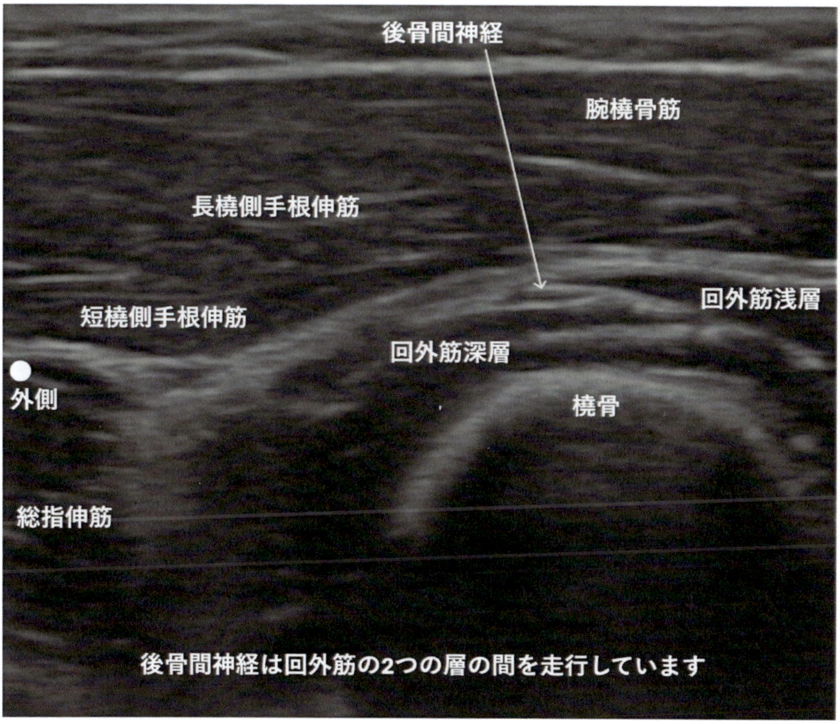

プローブの位置：プローブは、図2で示された位置のすぐ遠位で、前腕の前面近位部の橈骨側に、横向きに置かれています。

解剖学的ランドマーク：橈骨上の回外筋です。

周囲の構造物：この時点で、橈骨神経深枝（後骨間神経）は、フローセのアーケードを通過した直後に、回外筋の深層と浅層の間を走行しています。

その他の観察事項：回外筋は、腕橈骨筋、長橈側手根伸筋、短橈側手根伸筋、および総指伸筋に囲まれています。

図4　後骨間神経 / 回外筋の浅層と深層

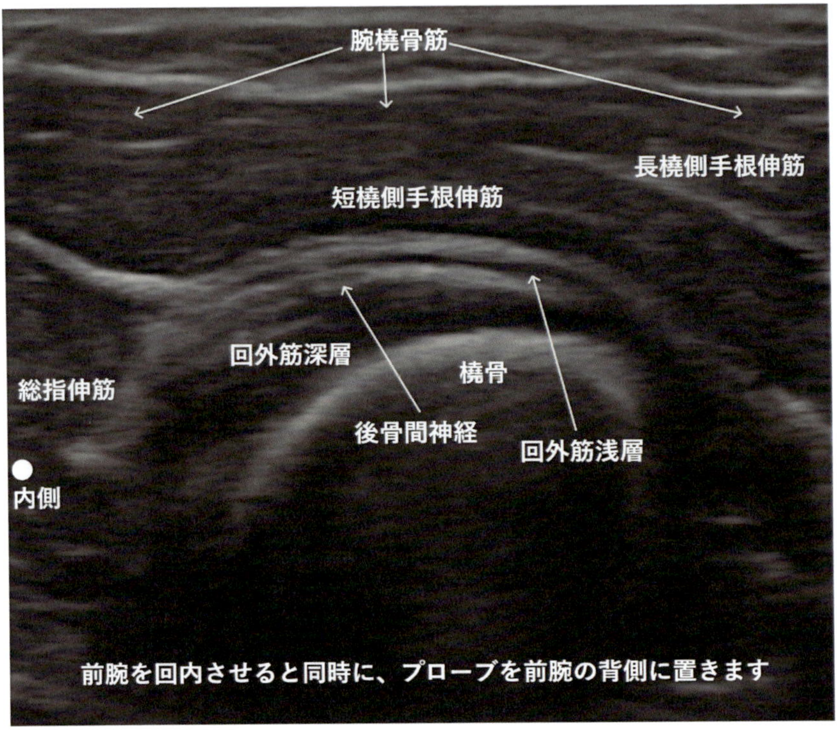

プローブの位置：プローブは、図3で示された位置のすぐ遠位で、前腕の後面近位部の橈骨側に、横向きに置かれています。即ち、プローブを橈側（外側）縁を横切るように前腕の前面から後面に、遠位に移動させます。このとき、同時に前腕を回内させます。すると、プローブは前腕の後面に位置しています。

解剖学的ランドマーク：橈骨上の回外筋です。

周囲の構造物：この時点で、後骨間神経は回外筋の深層と浅層の間を走行しています。

その他の観察事項：回外筋は、短橈側手根伸筋と総指伸筋に囲まれています。

図5　後骨間神経 / 回外筋 / 総指伸筋

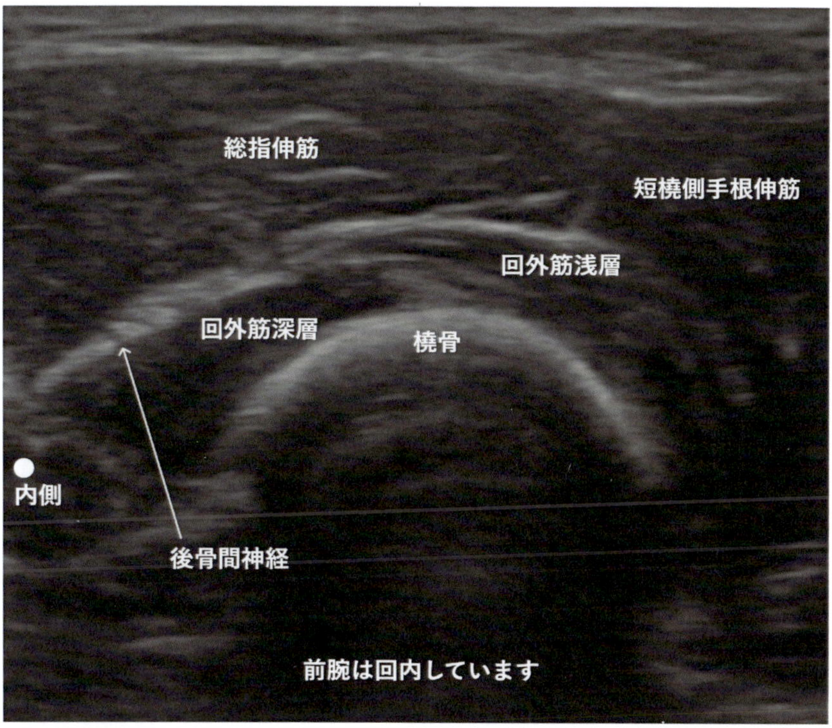

プローブの位置：プローブは、前腕の後面中央部の正中線上に、図4で示された位置のすぐ遠位に横向きに置かれています。前腕は回内しています。

解剖学的ランドマーク：橈骨上の回外筋です。

周囲の構造物：後骨間神経は、回外筋を出た直後に、前腕後面の筋肉を支配する複数の枝に分かれます。

その他の観察事項：回外筋は、短橈側手根伸筋と総指伸筋に囲まれています。

図6　後骨間神経 / 回外筋 / 長母指外転筋 / 総指伸筋 / 小指伸筋 / 尺側手根伸筋

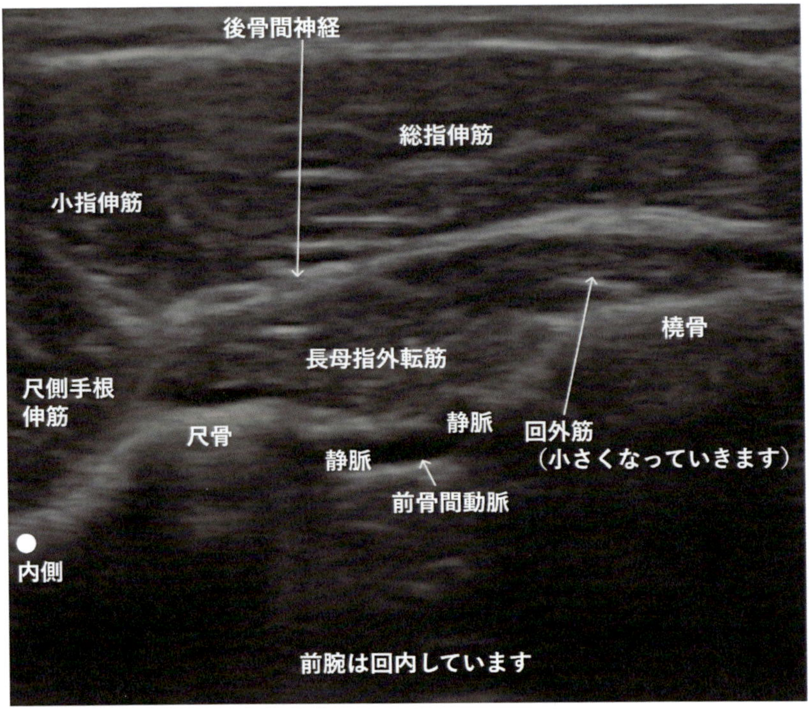

プローブの位置：プローブは、前腕の後面中央部の正中線上に、図5で示された位置のすぐ遠位に横向きに置かれています。前腕は回内しています。

解剖学的ランドマーク：長母指外転筋と、尺骨と橈骨の間にある骨間膜のすぐ深層に位置する前骨間動脈です。

周囲の構造物：後骨間神経の複数の枝は、長母指外転筋の浅層表面に位置しています。

その他の観察事項：回外筋のサイズが小さくなる一方で、その内側（尺側）に長母指外転筋が現れます。総指伸筋と尺側手根伸筋の間には小指伸筋があり、この小指伸筋は、肘筋が視界から外れた直後に見えてきます。尺側にある肘筋はこの画像には示されていません。さらに、腕橈骨筋、長橈側手根伸筋、短橈側手根伸筋はこの画像範囲の外にあります。

図7　後骨間神経 / 長母指外転筋 / 短母指伸筋 / 長母指伸筋

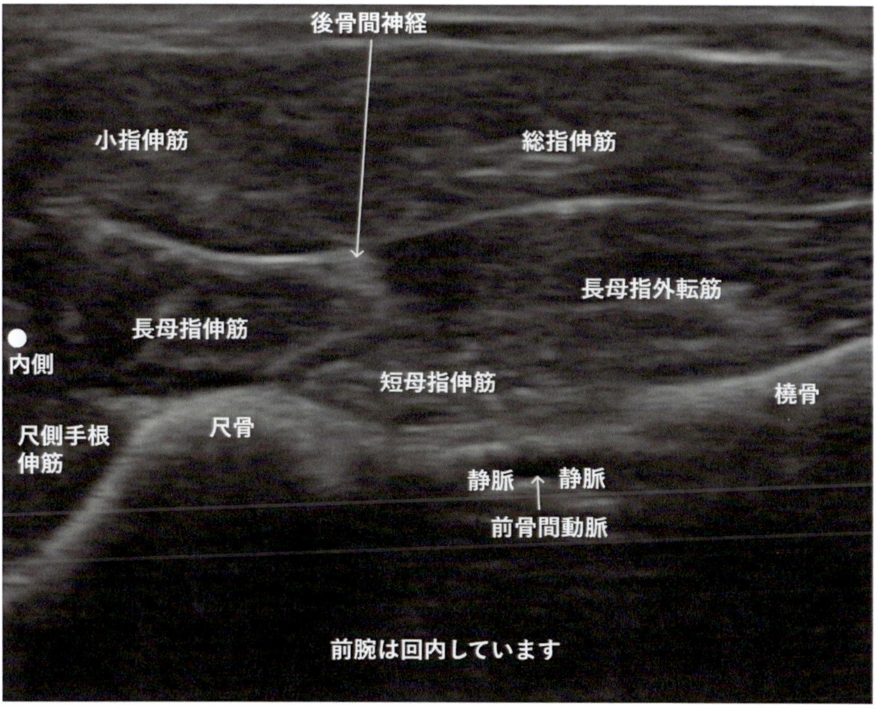

プローブの位置：プローブは、前腕の後面中央部の正中線上に、図6で示された位置のすぐ遠位に横向きに置かれています。前腕は回内しています。

解剖学的ランドマーク：長母指伸筋は尺骨上に位置しています。

周囲の構造物：後骨間神経の深部に向かう枝は、長母指外転筋と長母指伸筋の間の浅層を走行しています。

その他の観察事項：長母指外転筋は橈骨上にあり、この場所で回外筋はもはや見えません。短母指伸筋が尺骨と橈骨の間の骨間膜のすぐ浅層に見える一方で、長母指伸筋は尺骨上に現れ始めます。

図8　後骨間神経 / 短母指伸筋 / 長母指伸筋 / 示指伸筋

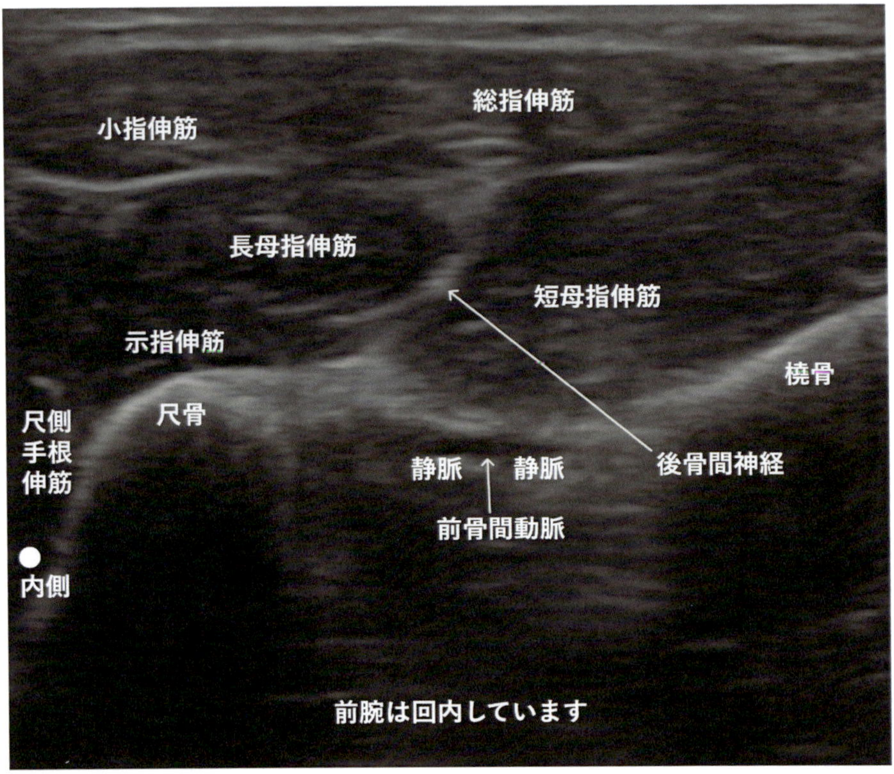

プローブの位置：プローブは、前腕の後面遠位部の正中線上に、図7で示された位置のすぐ遠位に横向きに置かれています。前腕は回内しています。

解剖学的ランドマーク：示指伸筋は尺骨上に位置しています。

周囲の構造物：後骨間神経の深部に向かう枝は、短母指伸筋と長母指伸筋の間を走行しています。

その他の観察事項：長母指外転筋は視野から外れ、短母指伸筋が橈骨上にあります。示指伸筋は尺骨上に見え始めます。

図9　後骨間神経 / 短母指伸筋 / 長母指伸筋 / 示指伸筋 / 骨間膜

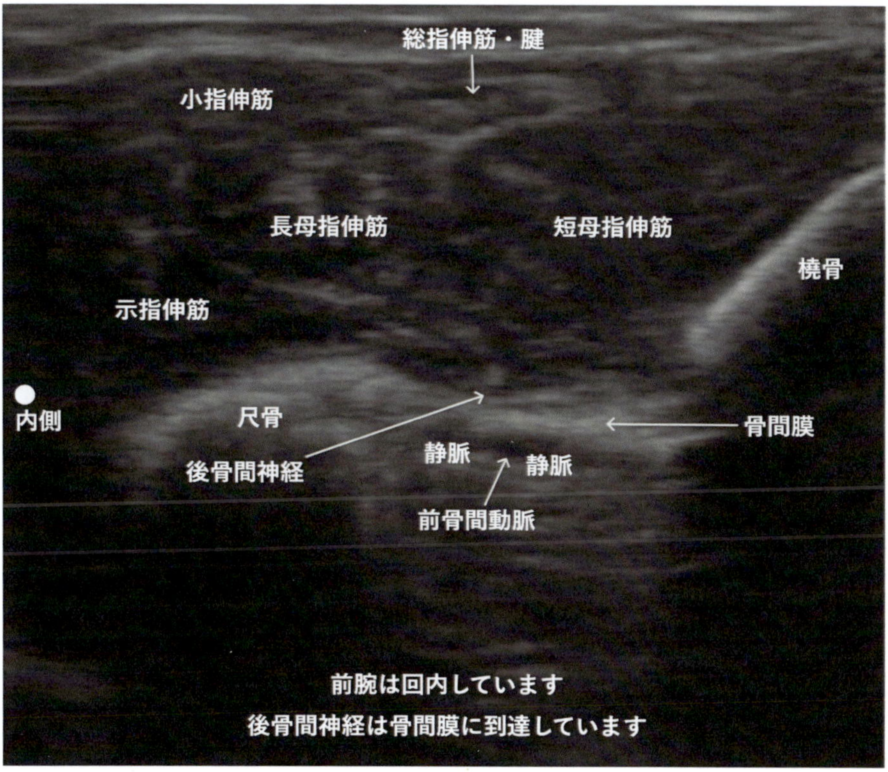

プローブの位置：プローブは、前腕の後面遠位部の正中線上に、図8で示された位置のすぐ遠位に横向きに置かれています。前腕は回内しています。

解剖学的ランドマーク：尺骨と橈骨の間にある骨間膜です。

周囲の構造物：後骨間神経は骨間膜に到達しています。この後、骨間膜に沿って走行して、手首の背側に到達する終末枝は、手首の関節包や靭帯に感覚枝（プロプリオセプション、つまり関節の位置感覚や動きを感知する固有受容感覚）を分布させます。皮膚の感覚は支配しません。

その他の観察事項：総指伸筋の筋腱移行部が確認できます。

図10　短母指伸筋 / 長母指伸筋 / 示指伸筋 / 骨間膜

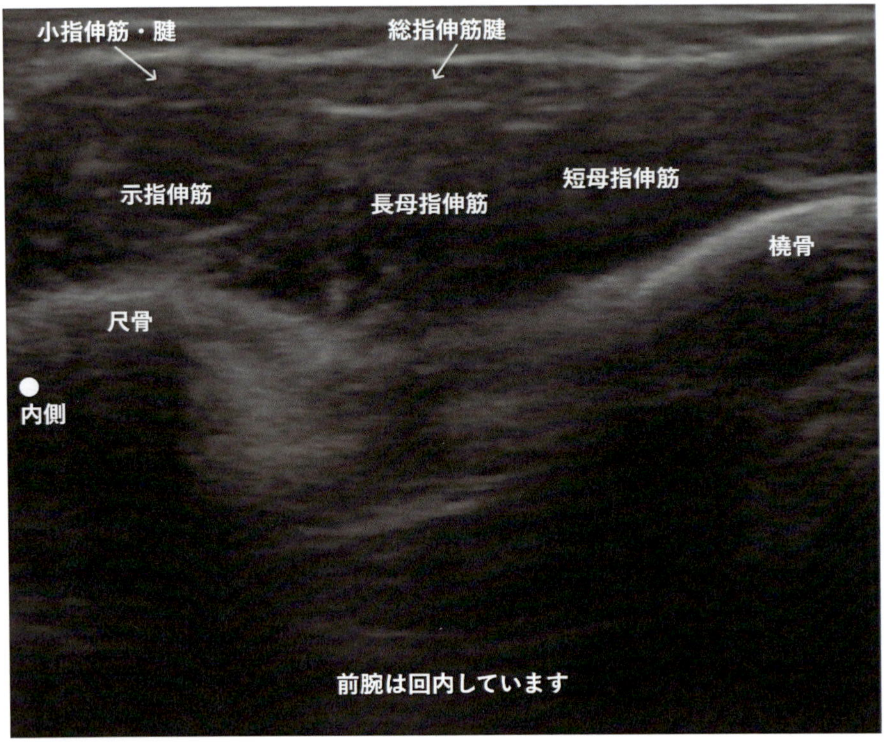

プローブの位置：プローブは、前腕の後面遠位部の正中線上に、図9で示された位置のすぐ遠位に横向きに置かれています。前腕は回内しています。

解剖学的ランドマーク：尺骨と橈骨の間にある骨間膜です。

周囲の構造物：このレベルから後骨間神経をたどるのは困難ですが、可能です。（ここでは示されていません）

その他の観察事項：短母指伸筋は橈骨上にあります。示指伸筋は尺骨上にあり、長母指伸筋は尺骨と橈骨の間の骨間膜の表面に見えます。小指伸筋の筋腱移行部も確認できます。

図11　短母指伸筋 / 長母指伸筋の筋腱移行部 / 示指伸筋

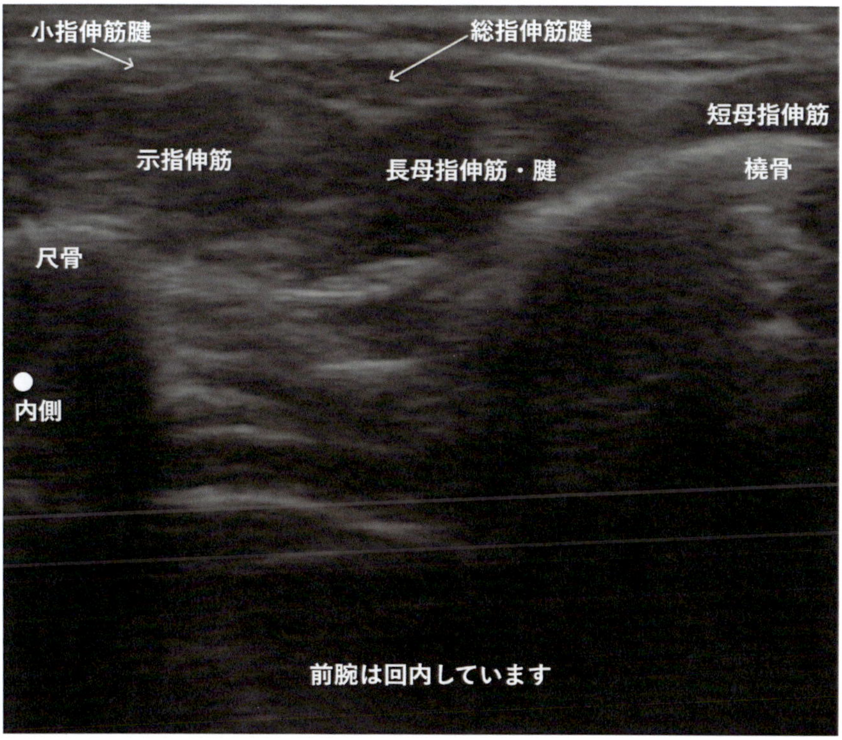

プローブの位置：プローブは、前腕の後面遠位部の正中線上に、図10で示された位置のすぐ遠位に横向きに置かれています。前腕は回内しています。

解剖学的ランドマーク：尺骨と橈骨です。

描出される構造物：短母指伸筋は橈骨上を橈側に走行します。長母指伸筋の筋腱移行部は橈骨の上に位置するようになります。示指伸筋は尺側にあります。

その他の構造物：総指伸筋と小指伸筋の腱が、表層に見えています。

図12　短母指伸筋 / 長母指伸筋腱 / 示指伸筋の筋腱移行部

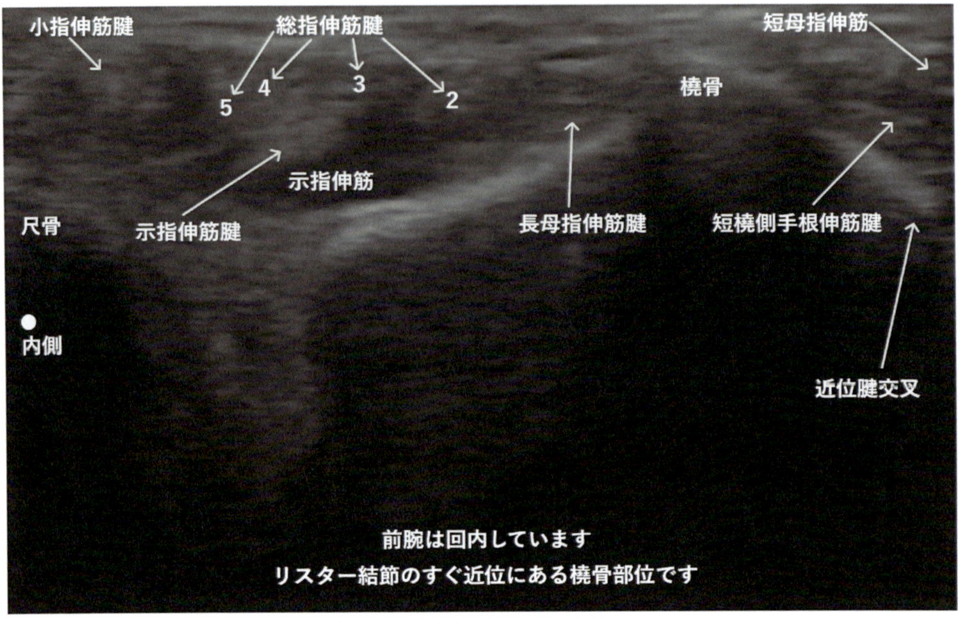

プローブの位置： プローブは、前腕の後面遠位部の正中線上に、図11で示された位置のすぐ遠位に横向きに置かれています。前腕は回内しています。

解剖学的ランドマーク： リスター結節のすぐ近位にある橈骨部位です。

描出される構造物： 示指伸筋の筋腱移行部は、総指伸筋の腱のすぐ深部に位置しています。総指伸筋の腱は、このレベルではすでに指ごとの個別の腱として確認できます。小指伸筋の腱は、総指伸筋の腱の尺側に見えます。

その他の観察事項： 短母指伸筋は短橈側手根伸筋の腱を越えており、近位腱交叉を形成しています。長母指伸筋腱は橈骨の上に位置しています。

図13　橈骨のリスター結節 / 長母指伸筋腱 / 示指伸筋の筋腱移行部

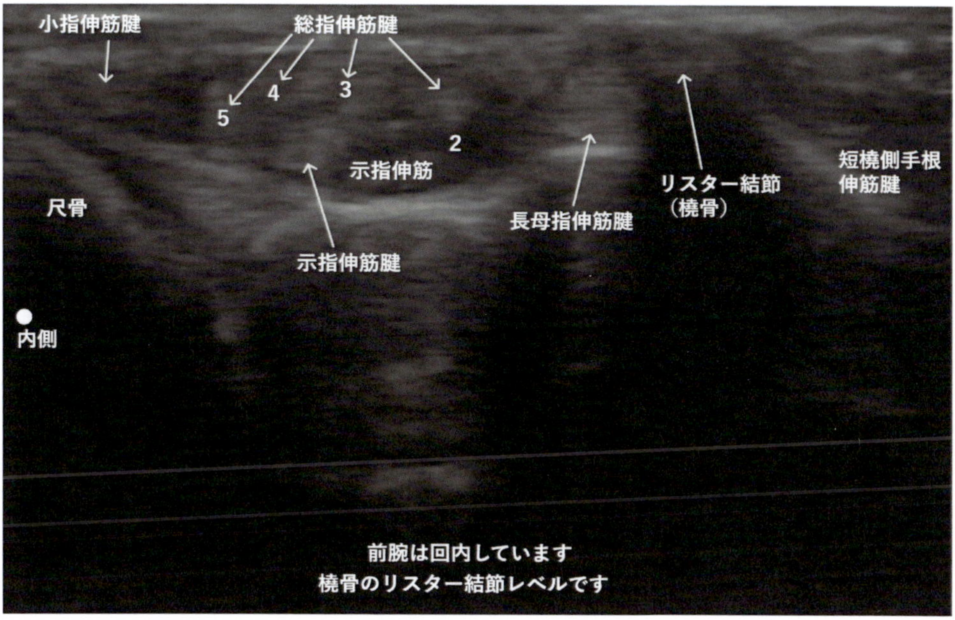

プローブの位置：プローブは、前腕の後面遠位部の正中線上に、図12で示された位置のすぐ遠位に横向きに置かれています。前腕は回内しています。

解剖学的ランドマーク：橈骨のリスター結節です。

描出される構造物：示指伸筋の筋腱移行部は、総指伸筋の腱のすぐ深部に位置しています。小指伸筋の腱は、総指伸筋の腱の尺側に見えます。

その他の観察事項：短母指伸筋はこの画像の外にあります。長母指伸筋腱は、橈骨のリスター結節のすぐ尺側（内側）に位置しています。

図14　近位手根骨 / 遠位腱交叉 / 長母指伸筋腱 / 示指伸筋の筋腱移行部

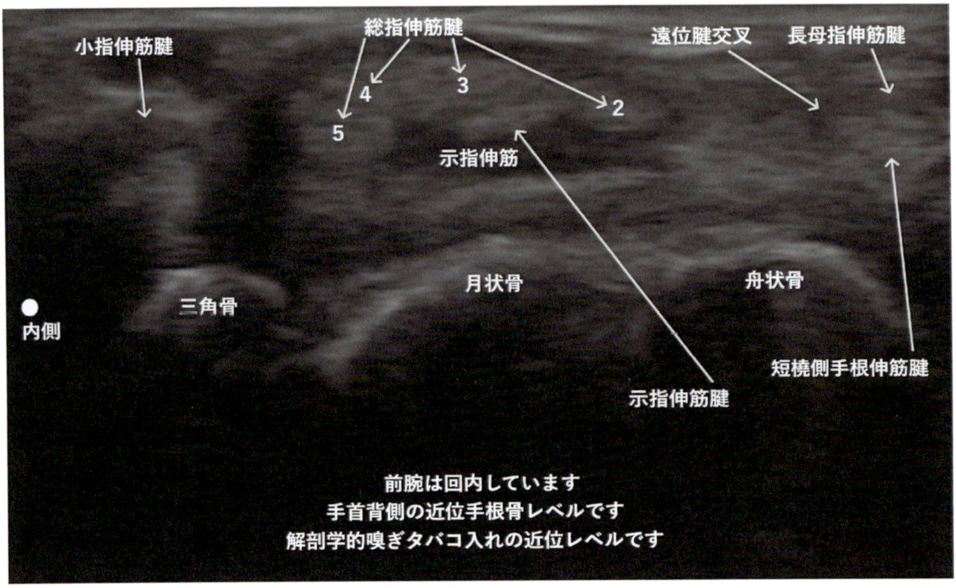

プローブの位置：プローブは、手首後面の正中線上に、図13で示された位置のすぐ遠位に横向きに置かれています。前腕は回内しています。

解剖学的ランドマーク：解剖学的嗅ぎタバコ入れの近位レベルで、手首の背側に超音波プローブを当てることで近位手根骨を観察できます。

描出される構造物：示指伸筋の筋腱移行部は、総指伸筋の腱のすぐ深部に位置しています。小指伸筋の腱は、総指伸筋の腱の尺側に見えます。

その他の観察事項：長母指伸筋腱が橈側に走り、短橈側手根伸筋腱の表層に位置しており、遠位腱交叉を見ることができます。

図15　遠位手根骨 / 示指伸筋腱

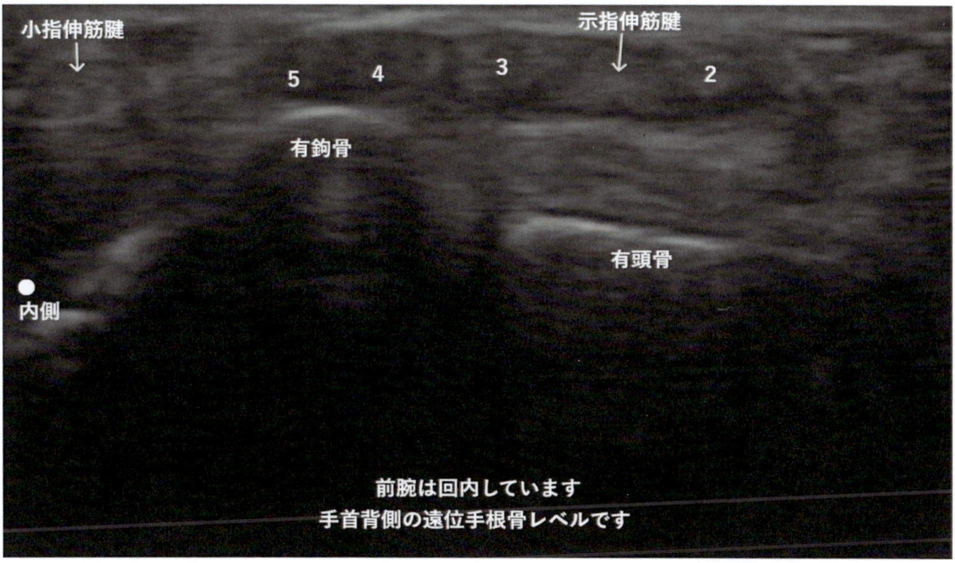

プローブの位置：プローブは、手首後面の正中線上に、図14で示された位置のすぐ遠位に横向きに置かれています。前腕は回内しています。

解剖学的ランドマーク：有頭骨と有鉤骨です。

描出される構造物：示指伸筋腱は、第2指と第3指の総指伸筋腱の間に位置しています。小指伸筋腱は、総指伸筋腱の尺側に観察されます。

その他の観察事項：この画像では長母指伸筋腱は示されていません。

図16　総指伸筋 / 尺側手根伸筋 / 肘筋

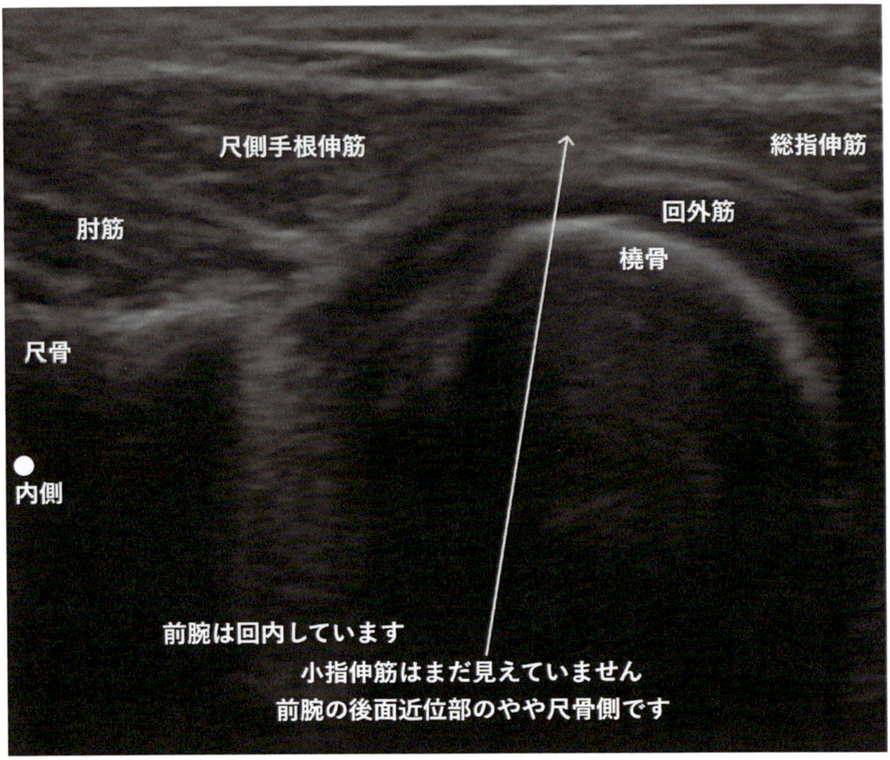

プローブの位置：プローブは、前腕の後面近位部のやや尺骨側に、横向きに置かれています。前腕は回内しています。

解剖学的ランドマーク：肘筋は尺骨に位置しています。

描出される構造物：橈側から尺側へ、総指伸筋、尺側手根伸筋、そして肘筋が観察されます。

その他の観察事項：小指伸筋は、総指伸筋と尺側手根伸筋の間にまだ見えていません。

図17　総指伸筋 / 小指伸筋 / 尺側手根伸筋

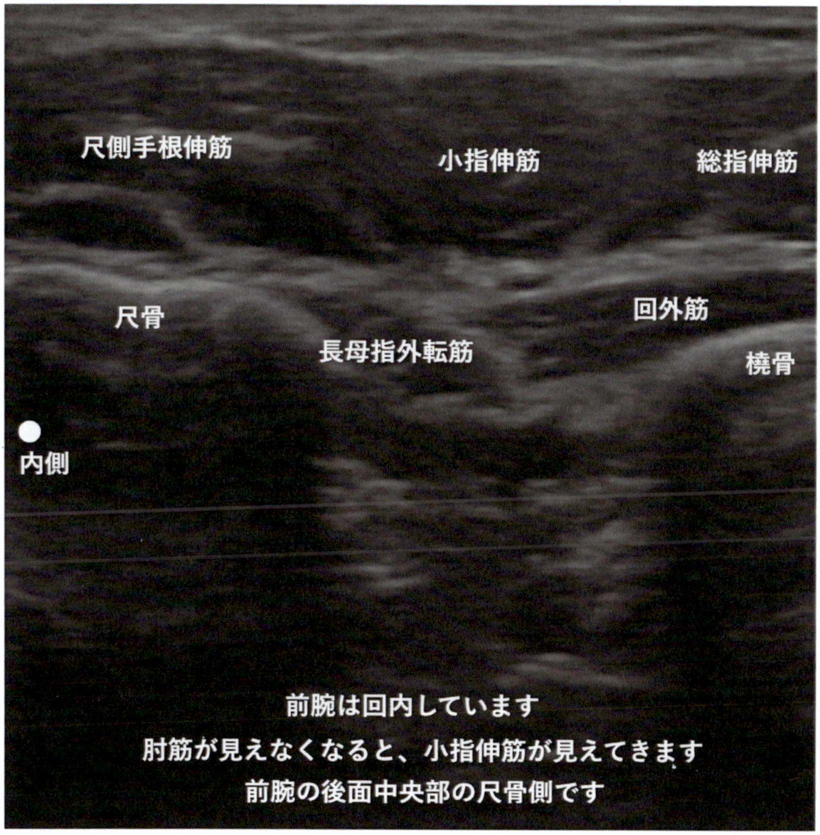

プローブの位置：プローブは、前腕の後面中央部の尺骨側に、図16で示された位置のすぐ遠位に横向きに置かれています。前腕は回内しています。

解剖学的ランドマーク：肘筋はもう見えません。

描出される構造物：橈側から尺側へ、総指伸筋、小指伸筋、そして尺側手根伸筋が観察されます。

その他の観察事項：肘筋が見えなくなるとすぐに、総指伸筋と尺側手根伸筋の間に小指伸筋が見えるようになります。

第5章

図1　尺骨神経 / 内側上顆 / 肘頭 / 肘部管

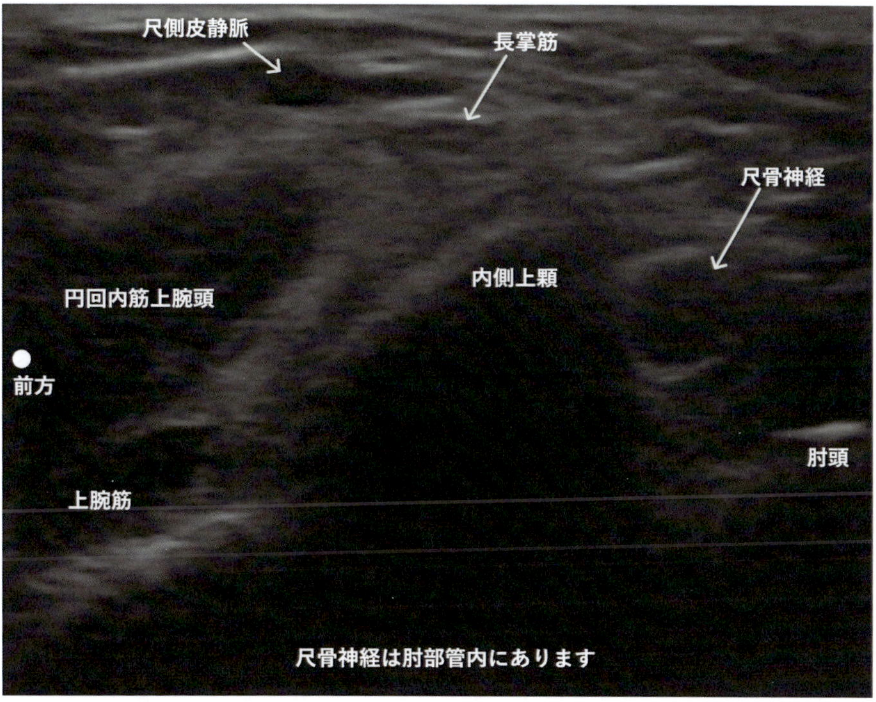

プローブの位置：プローブは、肘の尺側縁（前面と後面の境界）に、横方向に置かれています。

解剖学的ランドマーク：内側上顆と肘頭です。

周囲の構造物：尺骨神経は、内側上顆と肘頭の間にある肘部管内に位置しています。

その他の観察事項：長掌筋および円回内筋の上腕頭を見ることができます。浅層には尺側皮静脈も認められます。

図2　尺骨神経 / 尺側手根屈筋の上腕頭と尺骨頭 / 浅指屈筋と深指屈筋 / 長掌筋 / 橈側手根屈筋 / 円回内筋の上腕頭

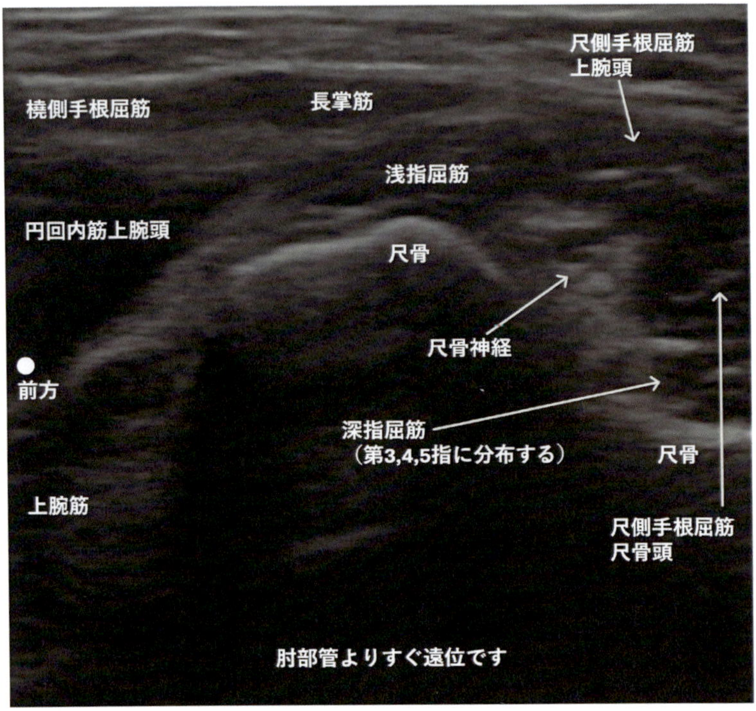

プローブの位置：プローブは、前腕近位部の尺側縁において、図1に示した位置よりわずかに遠位（肘部管よりすぐ遠位）で、横方向に置かれています。

解剖学的ランドマーク：尺側手根屈筋の上腕頭と尺骨頭です。

周囲の構造物：尺骨神経は、尺側手根屈筋の2つの頭の間で、尺骨の近くに位置します。

その他の観察事項：長掌筋と円回内筋の上腕頭に加えて、橈側手根屈筋、尺側手根屈筋の2つの頭、さらに浅指屈筋の上腕尺骨頭も描出され始めます。また、尺側手根屈筋の深層では、第3・第4・第5指に分布する深指屈筋が尺骨上に現れ始めます。

図3　尺骨神経 / 尺側手根屈筋 / 浅指屈筋と深指屈筋 / 長掌筋

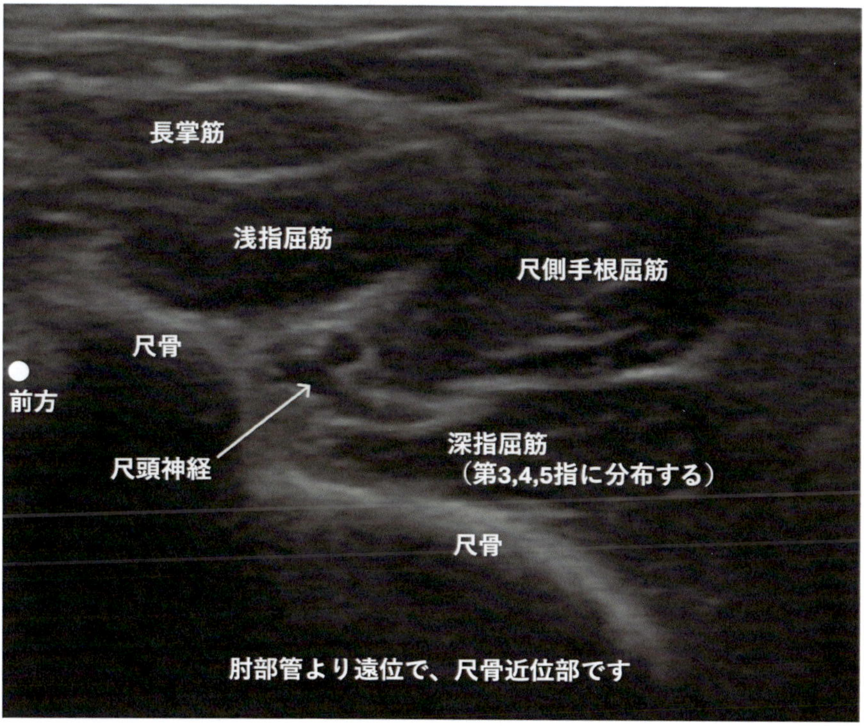

プローブの位置：プローブは、前腕近位部の尺側縁に横方向に当てられ、図2に示す位置のすぐ遠位（肘部管より遠位）に置かれています。

解剖学的ランドマーク：尺側手根屈筋の上腕頭と尺骨頭の2頭が合流して、1つの筋腹を形成します。

周囲の構造物：尺骨神経は尺側手根屈筋と尺骨の間に位置し、さらに浅指屈筋と深指屈筋の間にも位置していると言えます。

その他の観察事項：長掌筋が表層に見えています。

図4　尺骨神経 / 尺側手根屈筋 / 浅指屈筋と深指屈筋 / 円回内筋の尺骨頭

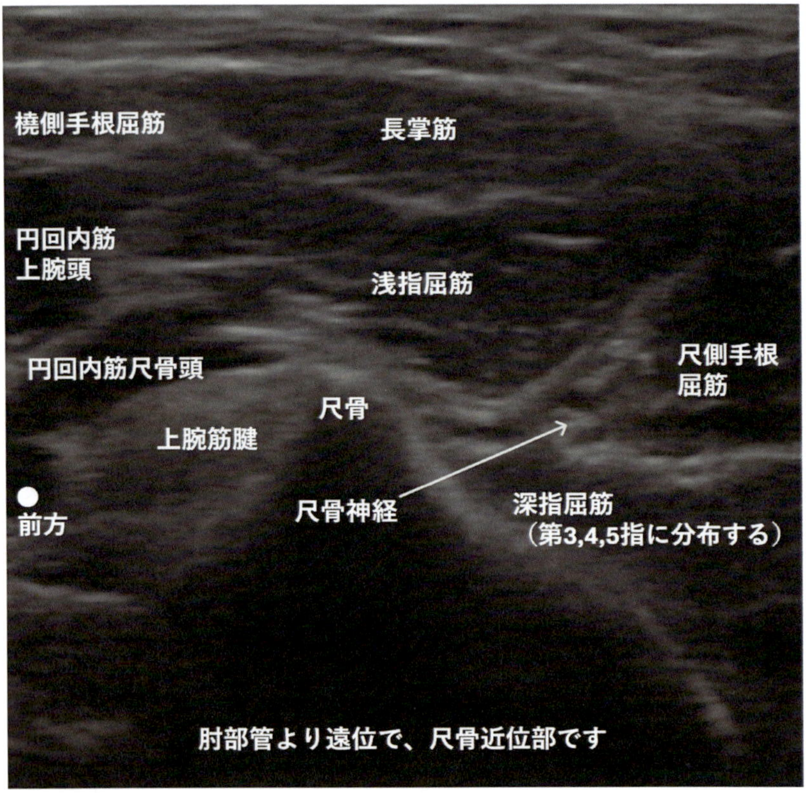

プローブの位置：プローブは、前腕近位部の尺側縁に横方向に当てられ、図3に示す位置のすぐ遠位（肘部管より遠位）に置かれています。

解剖学的ランドマーク：尺側手根屈筋です。

周囲の構造物：尺骨神経は、尺側手根屈筋、浅指屈筋および深指屈筋に囲まれています。

その他の観察事項：この断面では、橈側手根屈筋と円回内筋の上腕頭が描出されています。その深部では、上腕筋がその停止部に向かって視野から外れるにつれて、円回内筋の尺骨頭が現れ始めます。

図5　尺骨神経 / 尺側手根屈筋 / 浅指屈筋と深指屈筋 / 正中神経 / 尺骨動脈

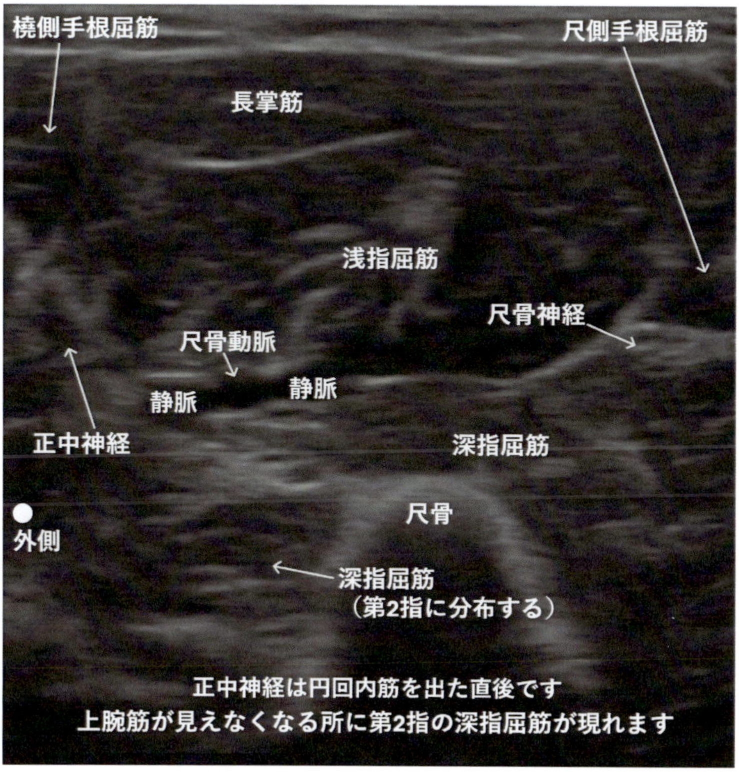

プローブの位置：プローブは、前腕近位部の前面尺側に横方向に当てられ、図4に示す位置のすぐ遠位に置かれています。

解剖学的ランドマーク：尺側手根屈筋です。

周囲の構造物：尺骨神経は、尺側手根屈筋、浅指屈筋および深指屈筋に囲まれています。

その他の観察事項：この断面では、円回内筋から出てくる正中神経が描出されています（円回内筋自体は画像の左外にあります）。上腕筋が視野から外れると、第2指の深指屈筋が、尺骨の外側に現れます。このレベルでは、深指屈筋全体が尺骨を覆っているように見え、尺骨動脈はまだ、正中神経の近くにあります。

図6　浅指屈筋と深指屈筋 / 正中神経 / 尺骨動脈

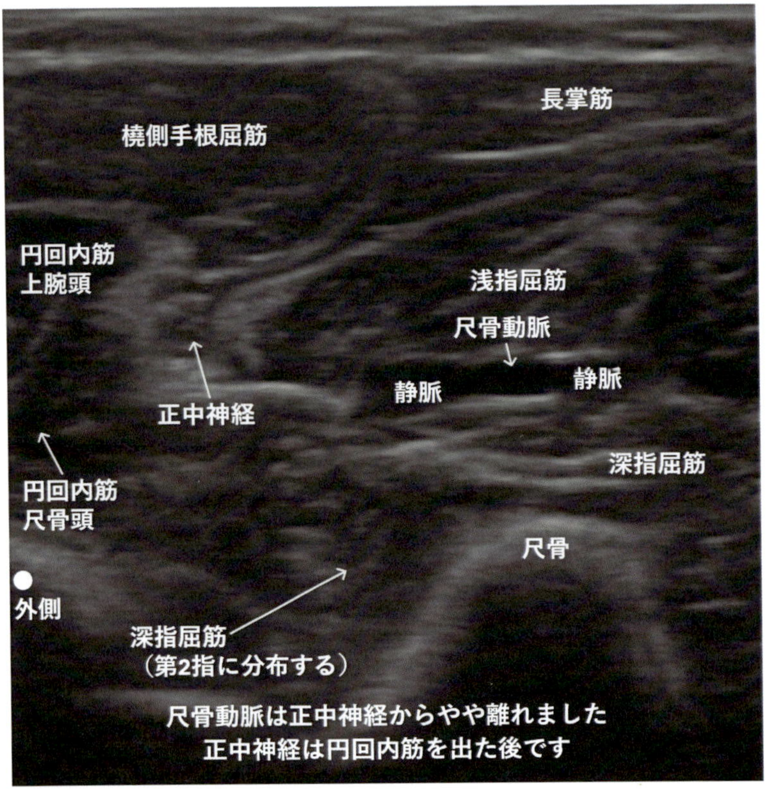

プローブの位置：プローブは、前腕近位部の前面尺側に横方向に当てられ、図5に示す位置のすぐ遠位に置かれています。

解剖学的ランドマーク：尺骨動脈です。

描出される構造物：尺骨神経は、画像の右外にあります。尺骨動脈は正中神経からやや離れた位置にあり、浅指屈筋と深指屈筋の間に位置しています。

その他の観察事項：左側には円回内筋が描出されています。表層には長掌筋と橈側手根屈筋が観察されます。深部では深指屈筋が尺骨上に位置しています。

図7　尺骨神経 / 尺側手根屈筋 / 浅指屈筋と深指屈筋

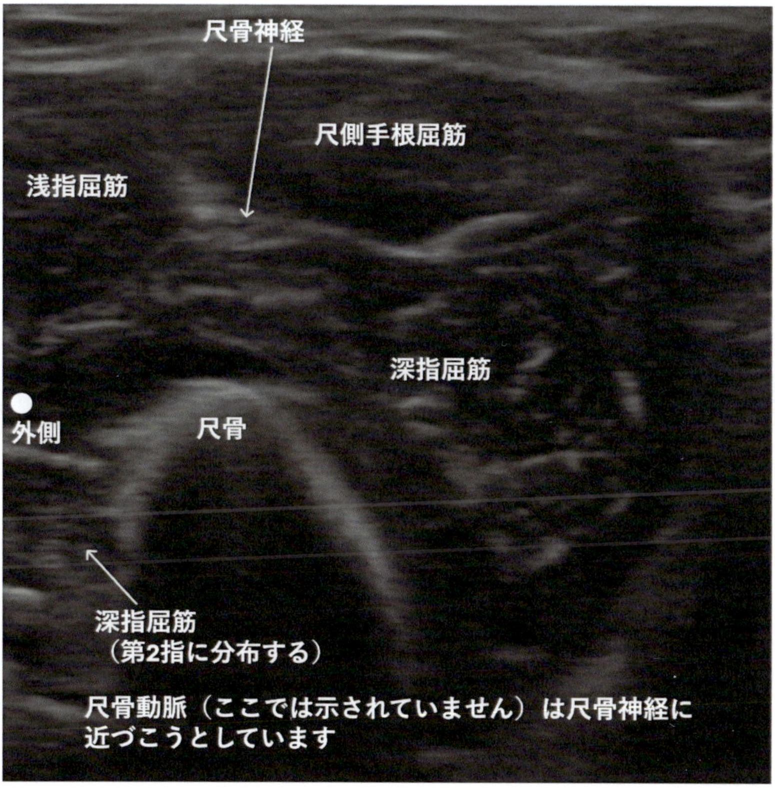

プローブの位置：プローブは、前腕近位部の前面尺側に横方向に当てられ、図6に示す位置と同じレベルですが、より尺側に置かれています。

解剖学的ランドマーク：尺側手根屈筋です。

周囲の構造物：尺骨動脈は画像の左外にあります。尺骨神経は尺側手根屈筋、浅指屈筋および深指屈筋に囲まれています。

その他の観察事項：この断面では、尺側手根屈筋および深指屈筋の内側部がより明瞭に観察されます。

図8　尺骨神経 / 尺側手根屈筋 / 浅指屈筋と深指屈筋 / 尺骨動脈

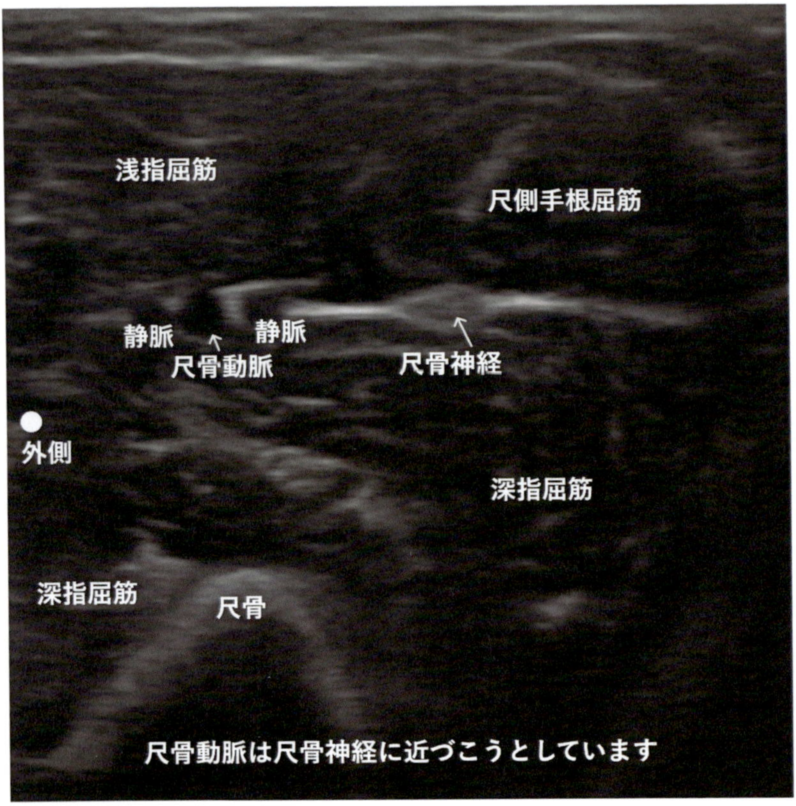

プローブの位置：プローブは、前腕中央部の前面尺側に横方向に当てられ、図7に示す位置のすぐ遠位に置かれています。

解剖学的ランドマーク：尺骨動脈です。

周囲の構造物：尺骨動脈は尺骨神経に近づいており、尺骨神経は尺側手根屈筋、浅指屈筋および深指屈筋に囲まれています。

その他の観察事項：尺骨動脈は浅指屈筋と深指屈筋の間に位置しています。

図9　尺骨神経 / 尺側手根屈筋 / 浅指屈筋と深指屈筋 / 尺骨動脈 / 尺骨静脈

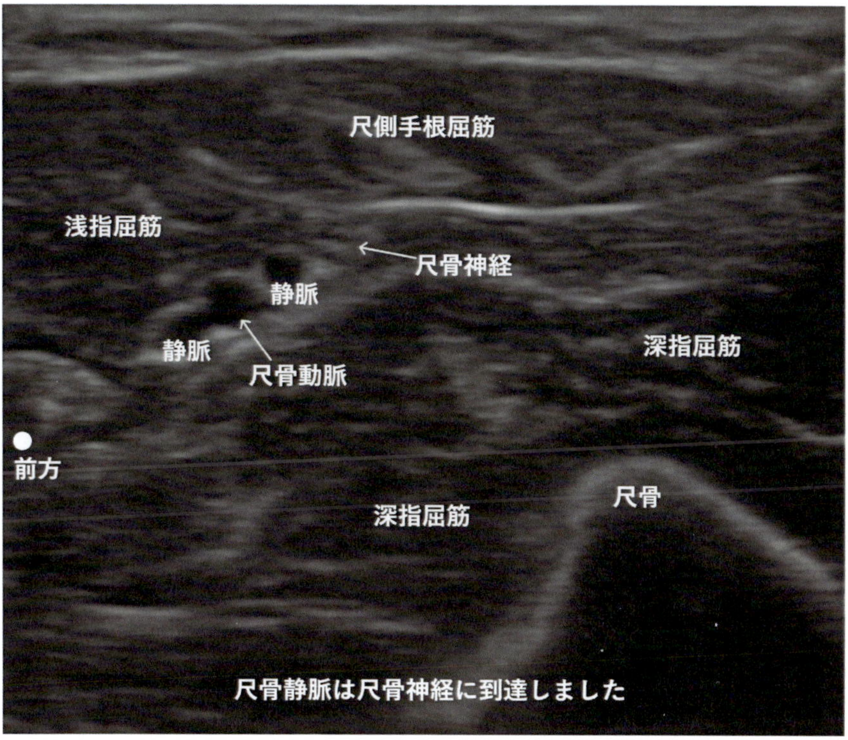

プローブの位置：プローブは、前腕中央部の尺側縁に横方向に当てられ、前面と後面のちょうど中間に位置し、図8に示す位置のすぐ遠位に置かれています。

解剖学的ランドマーク：尺骨静脈です。

周囲の構造物：尺骨静脈は尺骨神経のすぐ近くにあり、尺骨神経は尺側手根屈筋、浅指屈筋および深指屈筋に囲まれています。

その他の観察事項：このレベルより遠位では、尺骨動脈と尺骨神経が並走します。

図10　尺骨神経 / 尺側手根屈筋 / 浅指屈筋と深指屈筋 / 尺骨動脈 / 尺骨静脈

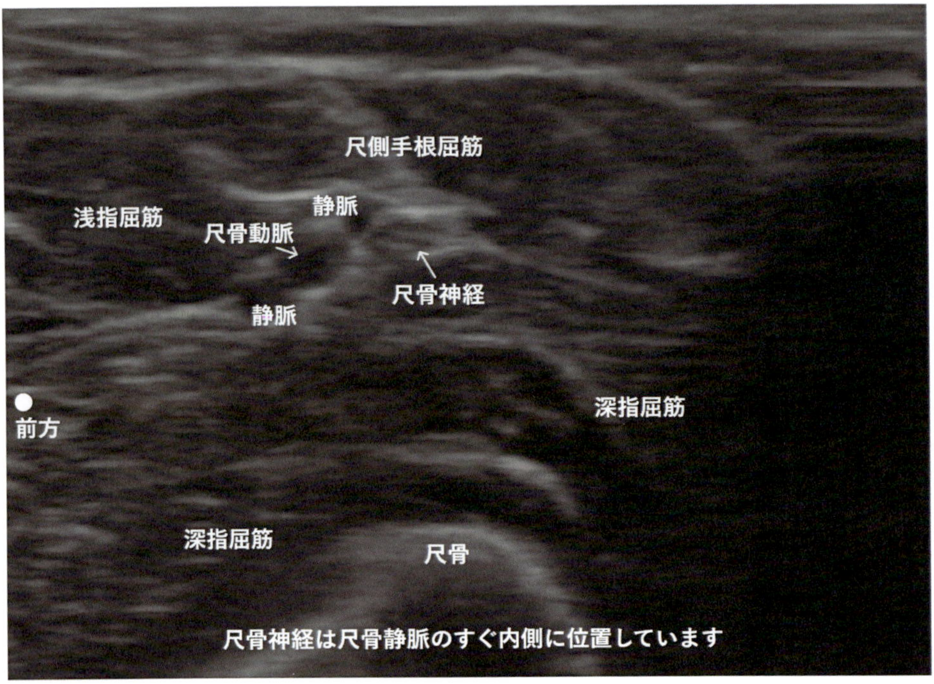

プローブの位置：プローブは、前腕中央部の尺側縁に横方向に当てられ、図9に示す位置のすぐ遠位に置かれています。

解剖学的ランドマーク：尺骨静脈です。

周囲の構造物：尺骨神経は尺骨静脈のすぐ内側に位置しています。

その他の観察事項：尺側手根屈筋、浅指屈筋および深指屈筋が描出されています。

図11　尺骨神経掌側皮枝 / 尺骨神経 / 尺側手根屈筋 / 浅指屈筋と深指屈筋 / 尺骨動脈 / 尺骨静脈

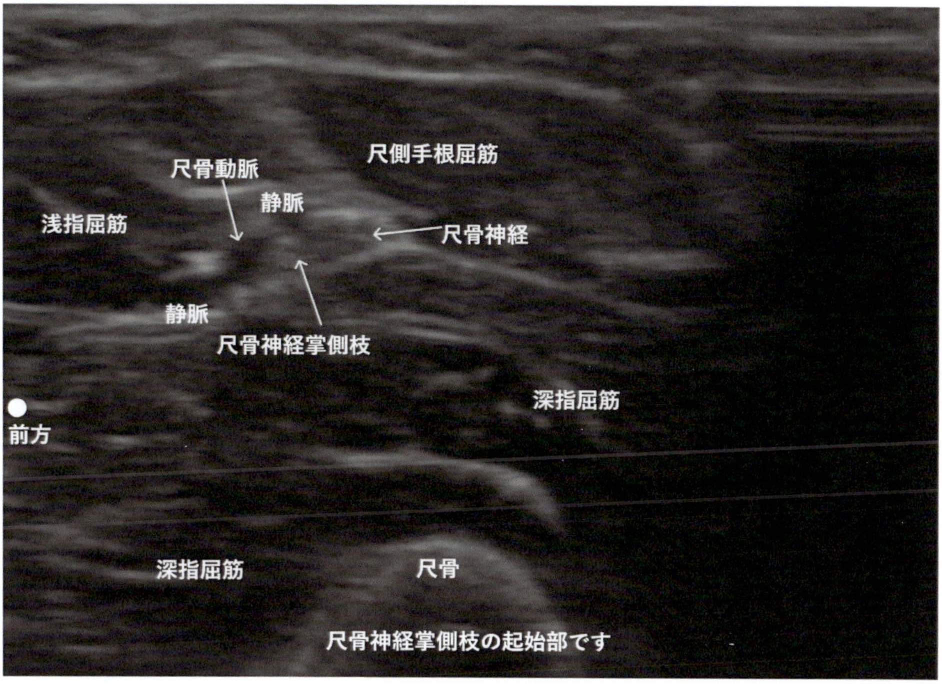

プローブの位置：プローブは、前腕中央部の尺側縁に横方向に当てられ、図10に示す位置のすぐ遠位に置かれています。

解剖学的ランドマーク：尺骨動脈です。

周囲の構造物：尺骨神経は尺骨動脈のすぐ内側に位置します。尺骨神経掌側皮枝の起始部が、尺骨神経と尺骨動脈の間に描出されることがあります。

その他の観察事項：尺側手根屈筋、浅指屈筋および深指屈筋が描出されています。

図12　尺骨神経掌側皮枝 / 尺骨神経 / 尺側手根屈筋 / 浅指屈筋と深指屈筋 / 尺骨動脈 / 尺骨静脈

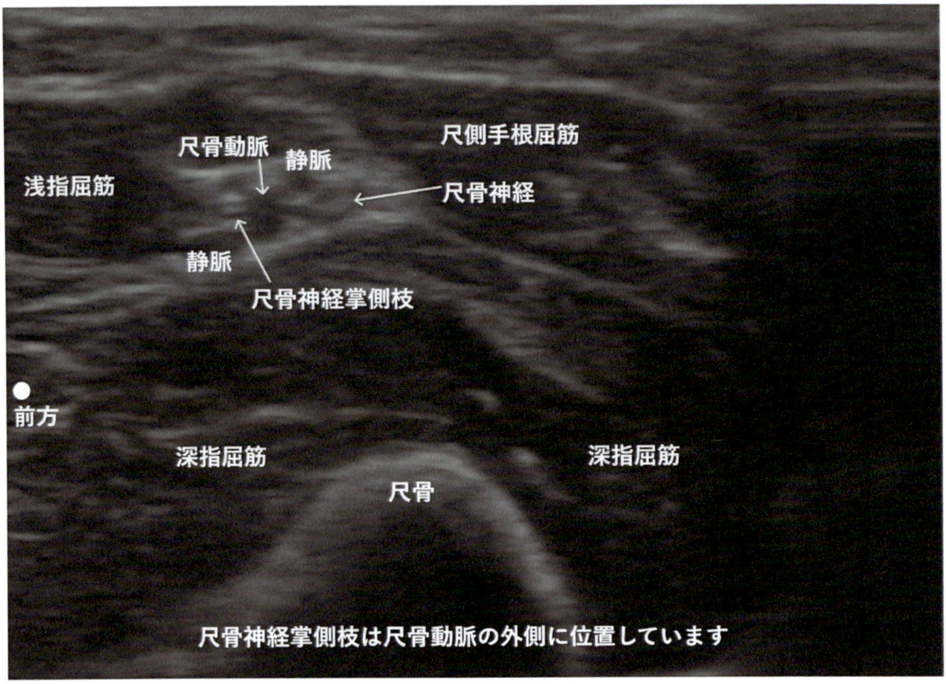

プローブの位置：プローブは、前腕中央部の尺側縁に横方向に当てられ、図11で示された位置のすぐ遠位に置かれています。

解剖学的ランドマーク：尺骨動脈です。

周囲の構造物：尺骨神経は尺骨動脈のすぐ内側に位置しています。尺骨神経掌側皮枝は、尺骨動脈の外側に描出されることがあります。このレベル以降、尺骨神経掌側皮枝は皮下脂肪内を走行し、その後屈筋支帯の表層を通過して手掌の内側部に感覚を供給します。

その他の観察事項：尺側手根屈筋、浅指屈筋および深指屈筋が描出されています。

図13　尺骨神経背側皮枝 / 尺骨神経 / 尺側手根屈筋 / 浅指屈筋と深指屈筋 / 尺骨動脈 / 方形回内筋

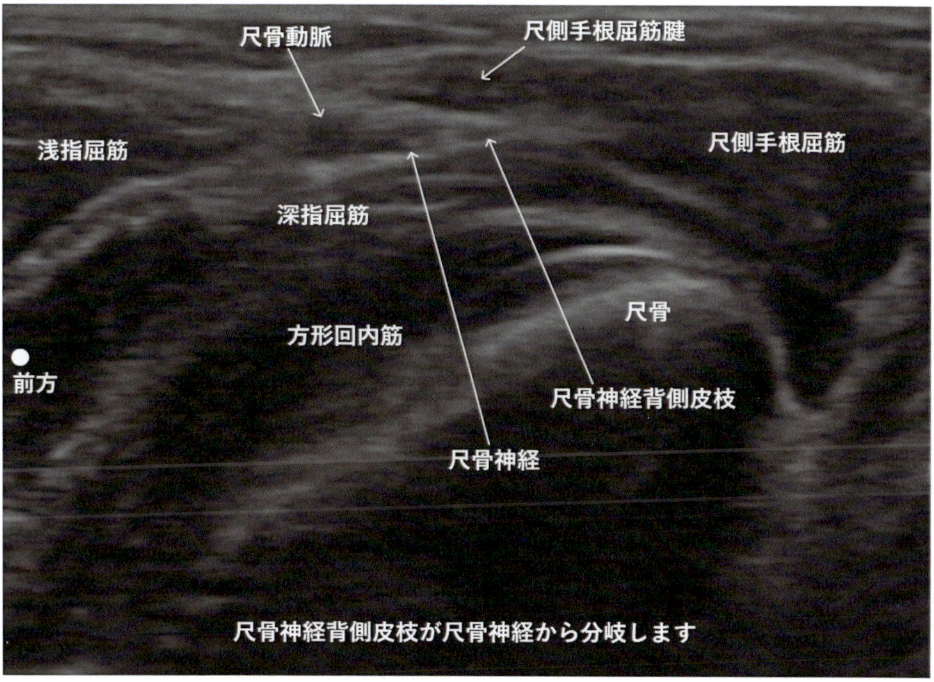

プローブの位置：プローブは、前腕遠位部の尺側縁に横方向に当てられ、図12に示された位置のやや遠位に置かれています。

解剖学的ランドマーク：尺骨動脈、尺側手根屈筋腱、方形回内筋です。

周囲の構造物：尺骨神経は尺骨動脈のすぐ内側に位置しています。深指屈筋の深部に方形回内筋が見え始めると、尺側手根屈筋腱の深部に、尺骨神経背側皮枝が、尺骨神経から分岐して現れるのが観察できます。

その他の観察事項：プローブをさらに遠位へ移動させると、尺骨神経背側皮枝は尺側手根屈筋の深部を通って、内側方向へ走行していきます。

図14　尺骨神経背側皮枝 / 尺骨神経 / 尺側手根屈筋 / 浅指屈筋と深指屈筋 / 尺骨動脈 / 方形回内筋

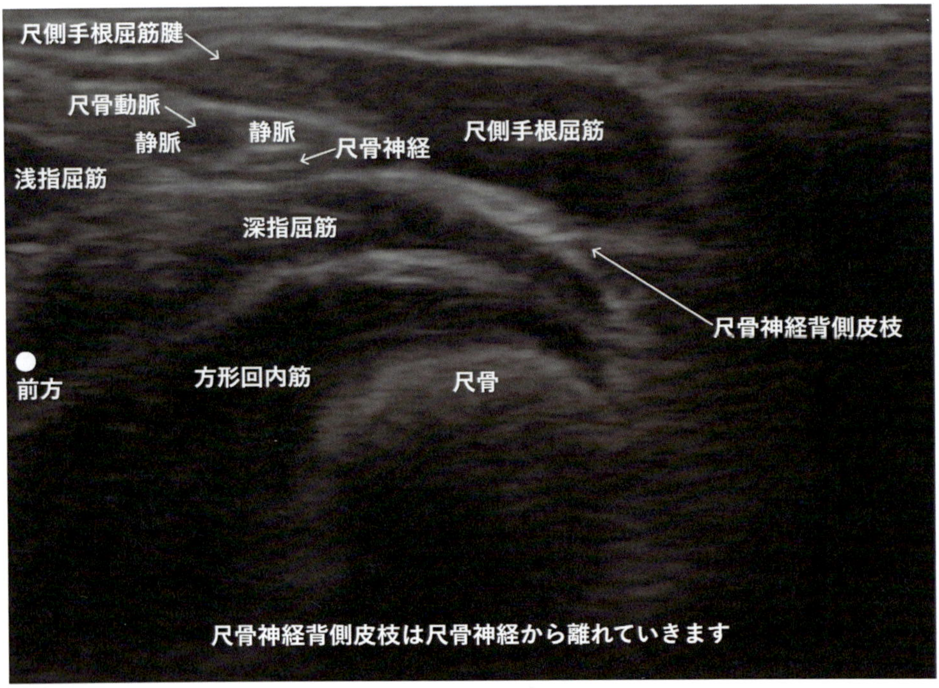

プローブの位置：プローブは、前腕遠位部の尺側縁に横方向に当てられ、図13に示された位置よりやや遠位に置かれています。

解剖学的ランドマーク：尺骨動脈、尺側手根屈筋腱、方形回内筋です。

周囲の構造物：尺骨神経は尺側手根屈筋腱の深部で尺骨動脈のすぐ内側に位置しています。尺骨神経背側皮枝は尺側手根屈筋の深部を内側に走行し、遠位へ進むにつれて尺骨を後方へ回り込むように螺旋状に走行します。最終的に深前腕筋膜を貫いて皮下に出ます。

その他の観察事項：尺側手根屈筋腱と方形回内筋が描出されています。

図15　尺骨神経 / 尺側手根屈筋の筋腱移行部 / 浅指屈筋と深指屈筋の筋腱移行部 / 尺骨動脈 / 方形回内筋

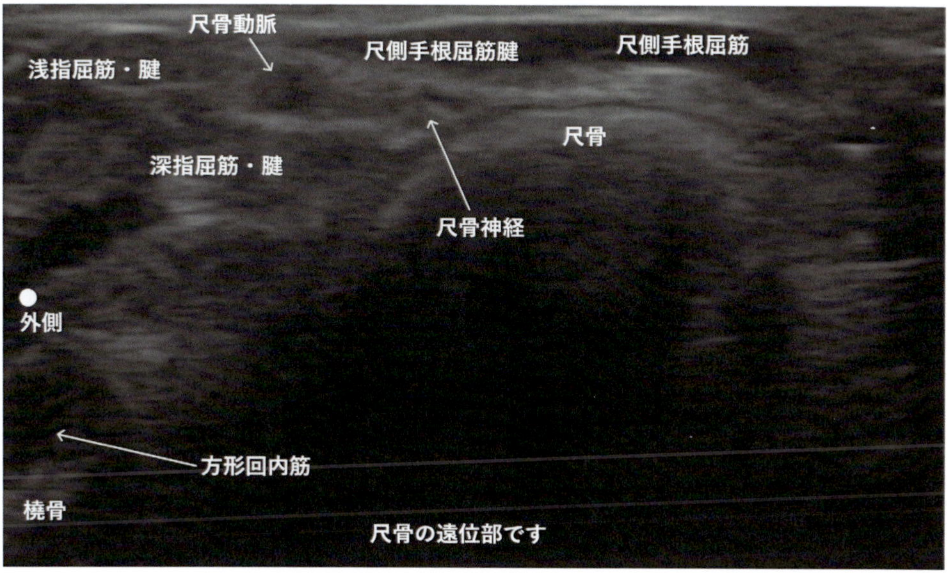

プローブの位置：プローブは、前腕遠位部の前面尺側に横方向に当てられ、図14に示された位置よりやや遠位に置かれています。

解剖学的ランドマーク：尺骨動脈、尺側手根屈筋腱、方形回内筋です。

周囲の構造物：尺骨神経は尺骨動脈の内側で、尺側手根屈筋腱の深部に位置しています。

その他の観察事項：方形回内筋は橈骨上にその停止部付近で描出されています。また、尺側手根屈筋、浅指屈筋および深指屈筋の筋腱移行部が描出されています。

図16　尺骨神経 / 尺側手根屈筋の筋腱移行部 / 浅指屈筋の筋腱移行部 / 深指屈筋腱 / 尺骨動脈 / 月状骨 / 三角骨

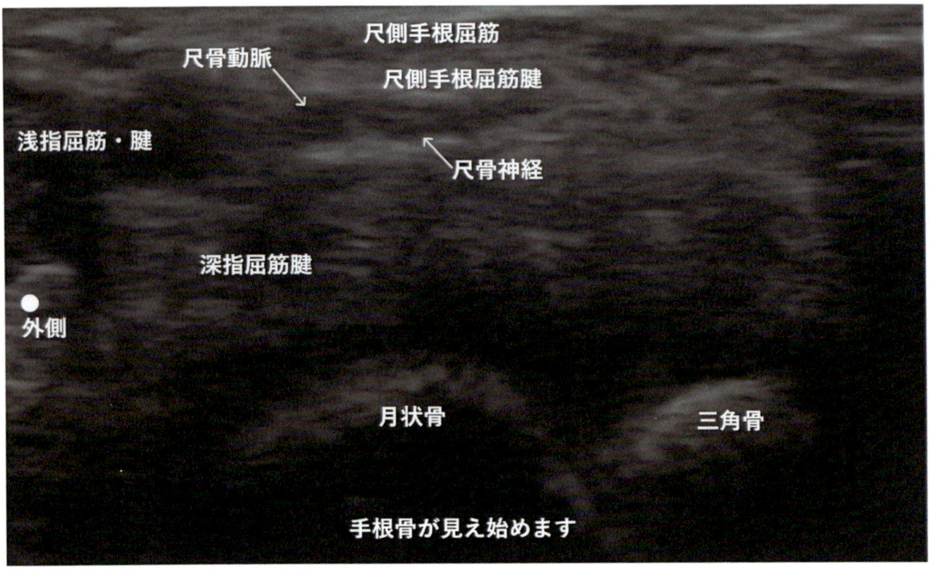

プローブの位置：プローブは、手首の前側の尺側に横方向に当てられ、図15に示された位置よりやや遠位に置かれています。

解剖学的ランドマーク：尺骨動脈、尺側手根屈筋腱、月状骨、三角骨です。

周囲の構造物：尺骨神経は尺骨動脈のすぐ内側で、尺側手根屈筋腱の深部に位置しています。

その他の観察事項：方形回内筋はもはや描出されません。尺側手根屈筋および浅指屈筋の筋腱移行部が描出されます。深指屈筋腱も確認できます。手根骨が見え始めます。

図17　尺骨神経 / 尺側手根屈筋腱 / 浅指屈筋腱 / 深指屈筋腱 / 尺骨動脈 / 豆状骨 / ギヨン管

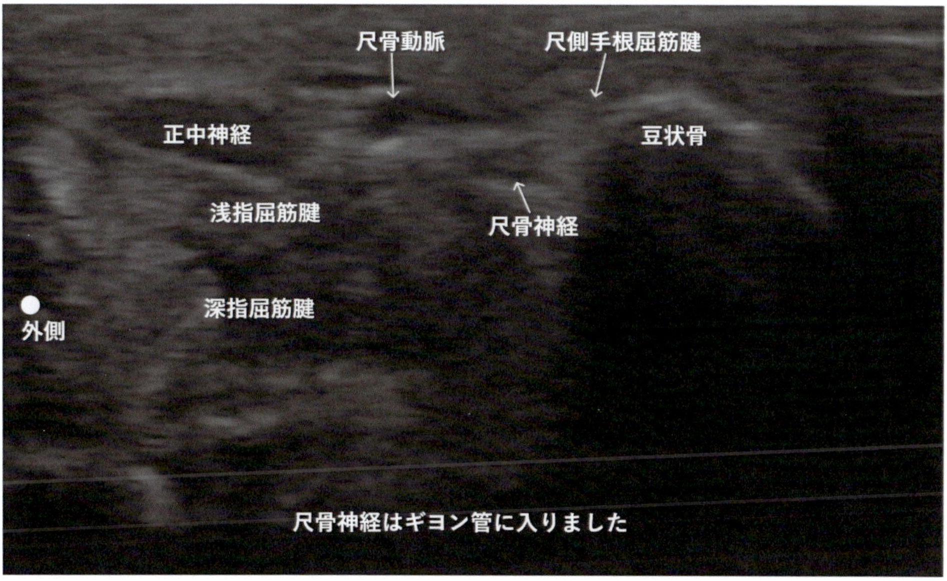

プローブの位置：プローブは、手首の前側の尺側に横方向に当てられ、図16に示された位置よりやや遠位に置かれています。

解剖学的ランドマーク：尺骨動脈、尺側手根屈筋腱、豆状骨です。

周囲の構造物：尺骨神経はギヨン管内で、尺骨動脈と豆状骨の間に位置し、尺側手根屈筋腱の豆状骨への停止部の深部に存在します。

その他の観察事項：尺側手根屈筋腱、浅指屈筋腱、深指屈筋腱が描出されています。正中神経は尺骨動脈の外側に位置しています。

図18　尺骨神経 / 小指外転筋 / 尺骨動脈 / 豆状骨遠位部 / ギヨン管

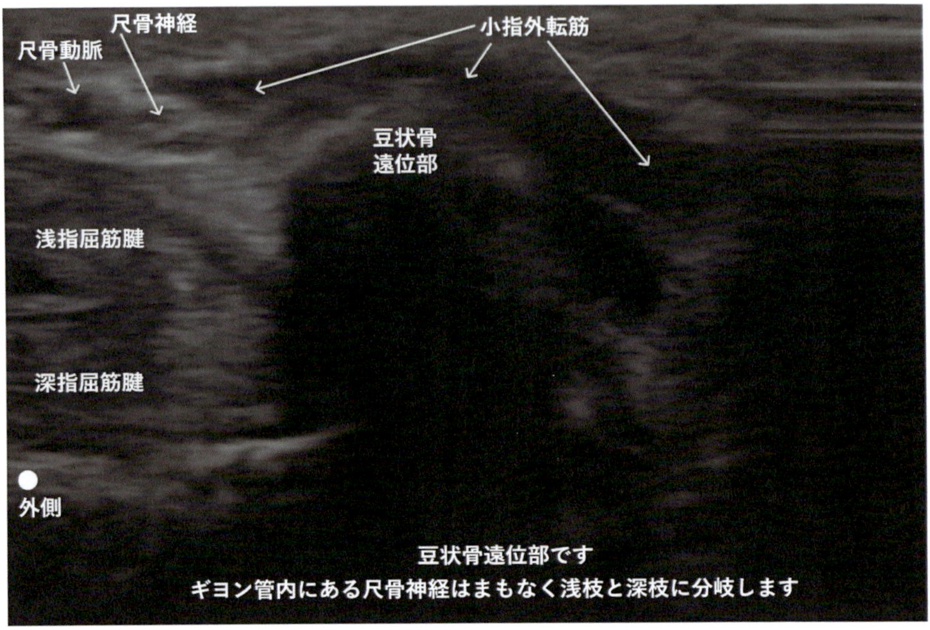

プローブの位置：プローブは、手首の前側の尺側に横方向に当てられ、図17に示された位置よりやや遠位に置かれています。

解剖学的ランドマーク：尺骨動脈、小指外転筋、豆状骨遠位部です。

周囲の構造物：尺骨神経はギヨン管内で、尺骨動脈と豆状骨遠位部の間に位置しています。小指外転筋は尺骨神経の内側にあり、豆状骨遠位部を覆っています。その筋腹はさらに内側へと伸びています。

その他の観察事項：尺骨神経はまもなく浅枝と深枝に分岐します。

図19　尺骨神経の浅枝と深枝 / 小指外転筋 / 尺骨動脈 / 豆状骨を過ぎた直後の領域 / ギヨン管

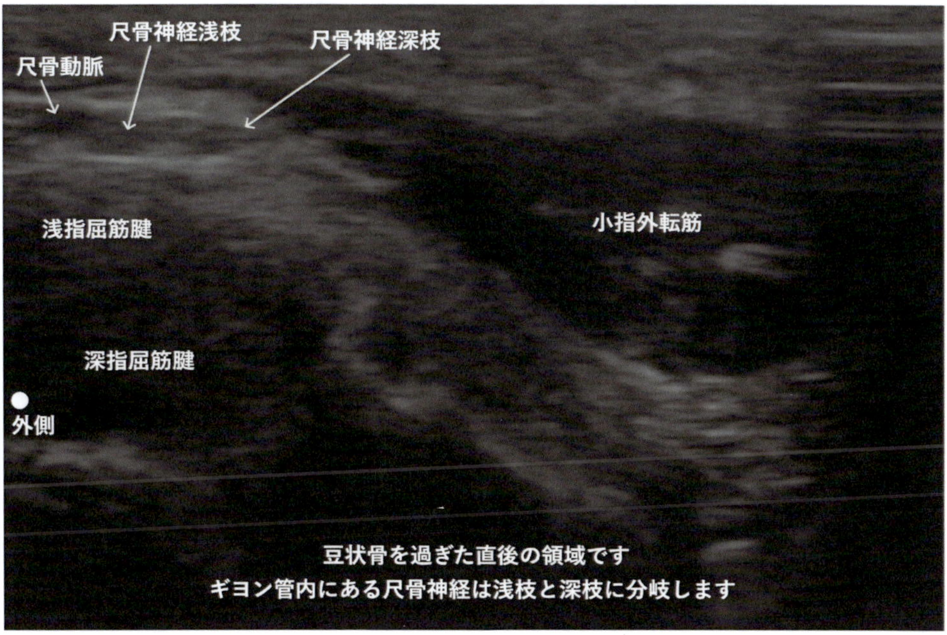

プローブの位置：プローブは、手首の前側の尺側に横方向に当てられ、図18に示された位置よりやや遠位に置かれています。

解剖学的ランドマーク：尺骨動脈、小指外転筋、豆状骨を過ぎた直後の領域です。

周囲の構造物：尺骨神経は浅枝と深枝に分岐しています（この分岐の位置には個人差があります）。両枝はいずれもギヨン管内にあり、尺骨動脈と小指外転筋の間に位置しています。

その他の観察事項：浅指屈筋腱および深指屈筋腱が見えています。

図20　尺骨神経の浅枝と深枝 / 小指外転筋 / 尺骨動脈 / 有鉤骨鉤に達する直前の領域 / ギヨン管

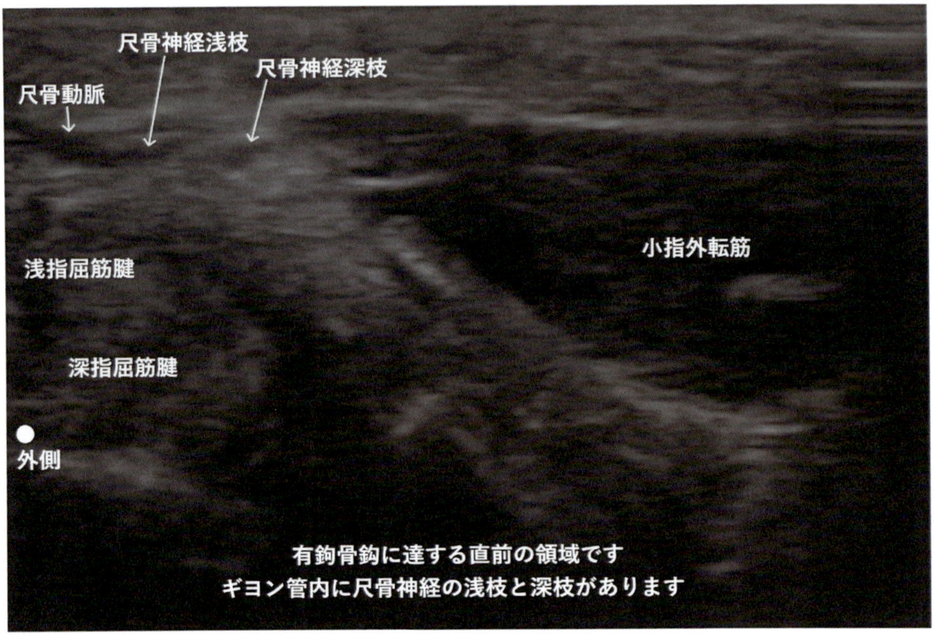

プローブの位置：プローブは、手首の前側の尺側に横方向に当てられ、図19に示された位置よりやや遠位に置かれています。

解剖学的ランドマーク：尺骨動脈、小指外転筋、有鉤骨鉤に達する直前の領域です。

周囲の構造物：尺骨神経の浅枝と深枝はいずれもギヨン管内にあり、尺骨動脈と小指外転筋の間に位置しています。深枝は浅枝からやや離れています。

その他の観察事項：有鉤骨鉤はまもなく遠位側に描出されます。

図21　尺骨神経の浅枝と深枝 / 小指外転筋 / 尺骨動脈 / 有鉤骨鉤の近位部 / ギヨン管 / 短小指屈筋

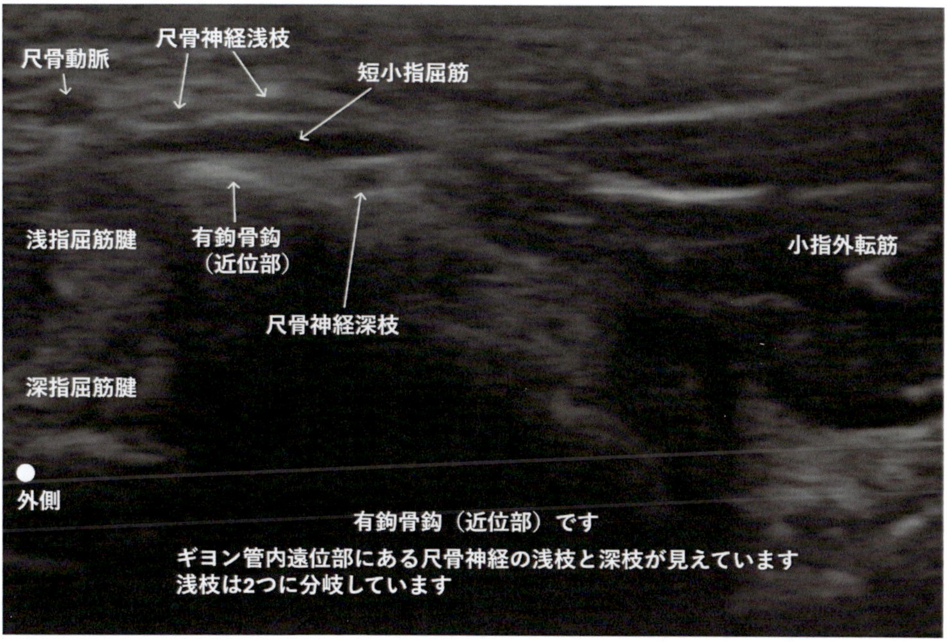

プローブの位置：プローブは、手首の前側の尺側に、図20に示された位置よりやや遠位で横方向に置かれています。

解剖学的ランドマーク：尺骨動脈、小指外転筋、有鉤骨鉤の近位部、短小指屈筋です。

周囲の構造物：尺骨神経の浅枝と深枝はいずれもギヨン管遠位部にあり、尺骨動脈と小指外転筋の間に位置します。管の遠位部は浅層区画と深層区画に分かれ、それぞれに対応する神経枝が収まります。

その他の観察事項：この断面では、尺骨神経浅枝の分枝が確認できます。有鉤骨鉤上には短小指屈筋が現れ始めます。尺骨神経深枝はこの筋の深部を走行し、尺骨神経浅枝はこの筋の浅層にあります。

図22　尺骨神経深枝 / 小指外転筋 / 有鉤骨鉤の遠位部 / ギヨン管の出口部 / 短小指屈筋 / 小指対立筋

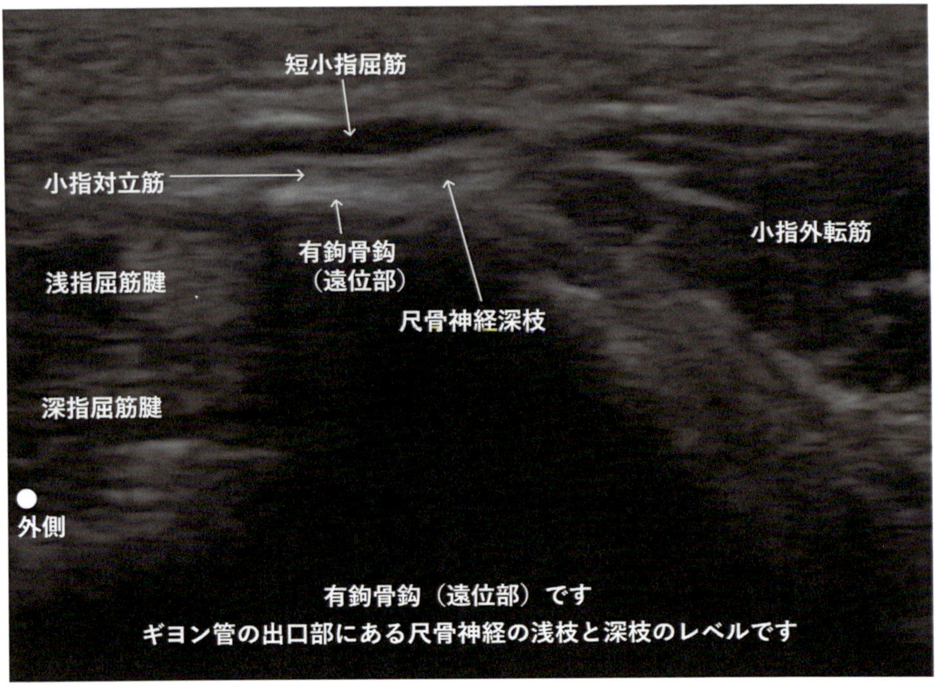

プローブの位置：プローブは、手首の前側の尺側に、図21に示された位置よりやや遠位で横方向に置かれています。

解剖学的ランドマーク：有鉤骨鉤の遠位部および短小指屈筋です。

周囲の構造物：このレベルでは、尺骨神経の浅枝（この図では示されていません）と深枝はギヨン管の出口部、またはそこから出た位置にあります。

その他の観察事項：有鉤骨鉤上に小指対立筋が現れ始めます。尺骨神経深枝は、この筋の内側（尺側）で、かつ短小指屈筋の深部に位置しています。

図23　尺骨神経深枝 / 小指外転筋 / 短小指屈筋 / 小指対立筋 / 第5中手骨基部

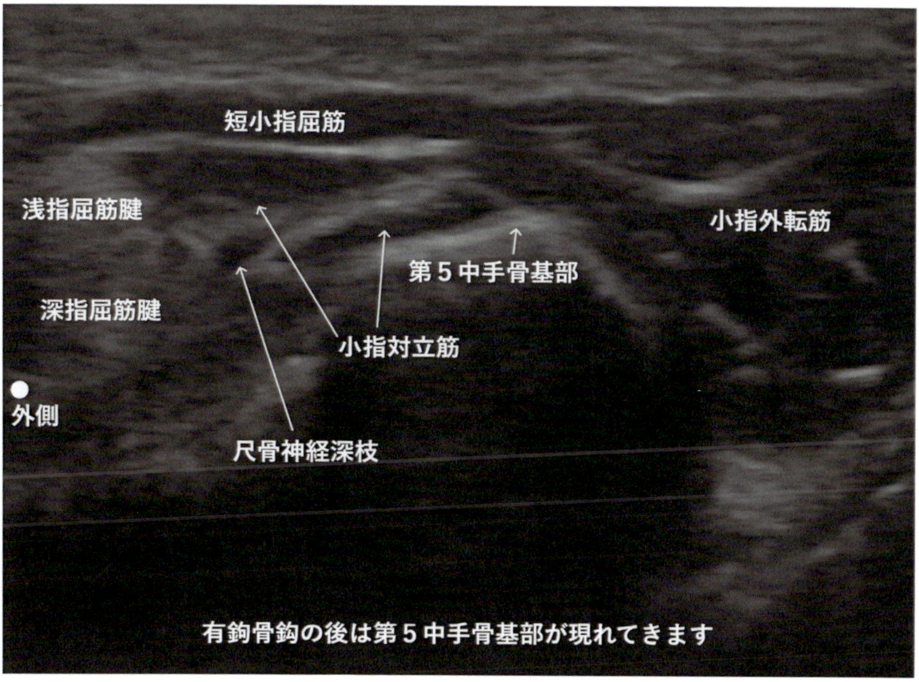

プローブの位置：プローブは、手掌近位部の尺側に、図22に示された位置よりやや遠位で横方向に置かれています。

解剖学的ランドマーク：第5中手骨基部および小指対立筋です。

周囲の構造物：このレベルでは、尺骨神経深枝は第5中手骨上に位置する小指対立筋の深層を走行します。その後、深掌部を外側へ横断し、屈筋腱群の深部から、骨間筋の掌側表面を通過し走行します。

その他の観察事項：プローブを遠位に移動して、有鉤骨鉤が描出されなくなると、その直後に有鉤骨鉤よりわずかに内側（尺側）に第5中手骨が現れてきます。

図24　小指外転筋 / 短小指屈筋 / 小指対立筋 / 第5中手骨近位部 / 掌側骨間筋

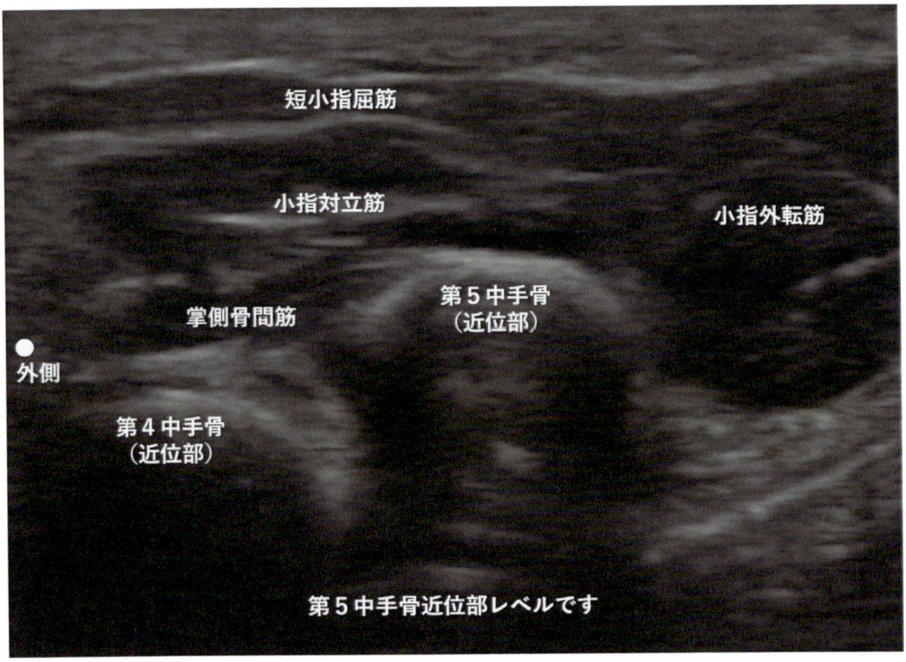

プローブの位置：プローブは、手掌中央部の尺側に、図23に示された位置よりやや遠位で横方向に置かれています。

解剖学的ランドマーク：第4・第5中手骨です。

描出される構造物：第5中手骨近位部の橈側に、掌側骨間筋が描出されます。

その他の観察事項：小指外転筋、短小指屈筋、小指対立筋が確認できます。

図25　小指外転筋 / 短小指屈筋 / 小指対立筋 / 第5中手骨中央部 / 掌側骨間筋 / 背側骨間筋

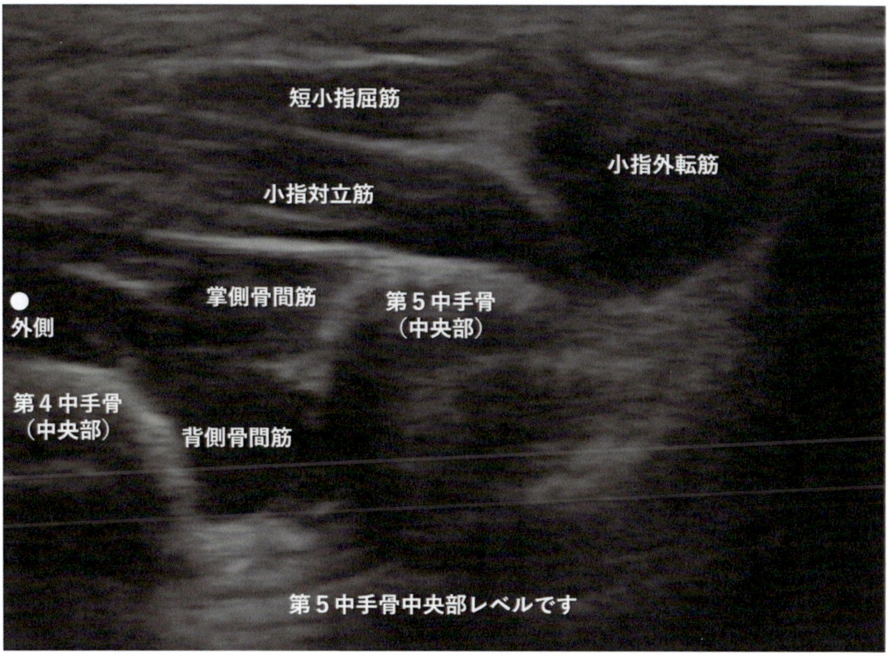

プローブの位置：プローブは、手掌中央部の尺側に、図24に示された位置よりやや遠位で横方向に置かれています。

解剖学的ランドマーク：第4・第5中手骨です。

描出される構造物：第4・第5中手骨の中央部の間で、掌側骨間筋の深部（背側）に背側骨間筋が描出されます。

その他の観察事項：小指外転筋、短小指屈筋、小指対立筋が確認できます。

図26　小指外転筋 / 短小指屈筋 / 小指対立筋 / 第5中手骨頸部 / 掌側骨間筋 / 背側骨間筋

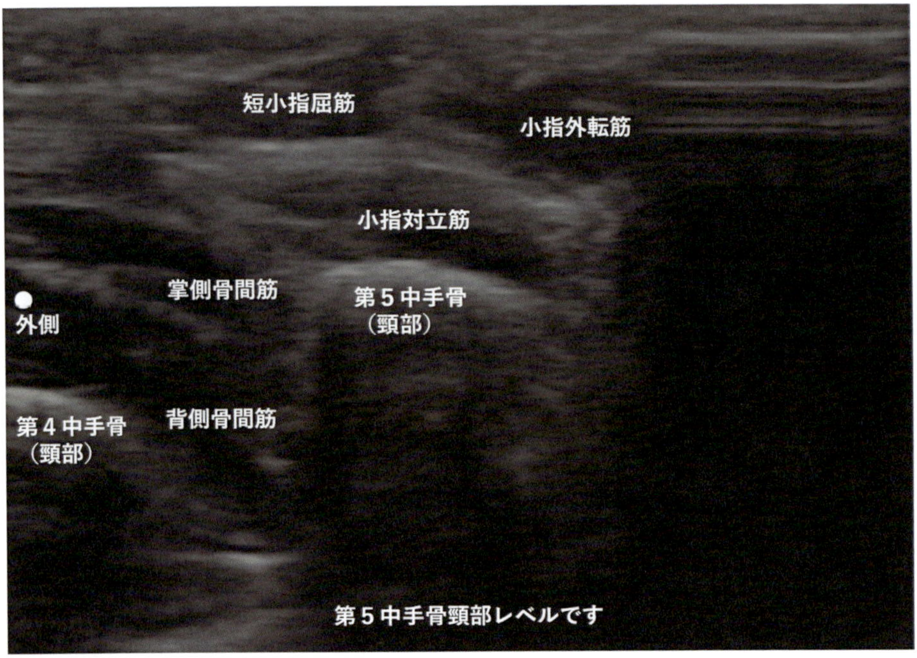

プローブの位置：プローブは、手掌遠位部の尺側に、図25に示された位置よりやや遠位で横方向に置かれています。

解剖学的ランドマーク：第4・第5中手骨です。

描出される構造物：第4・第5中手骨頸部の間で、掌側骨間筋の深部（背側）に背側骨間筋が描出されています。

その他の観察事項：第5中手骨頸部の浅層に、小指外転筋、短小指屈筋、小指対立筋が確認でき、遠位に向かって次第に細くなっていきます。

図27　小指外転筋 / 短小指屈筋 / 第5中手骨骨頭

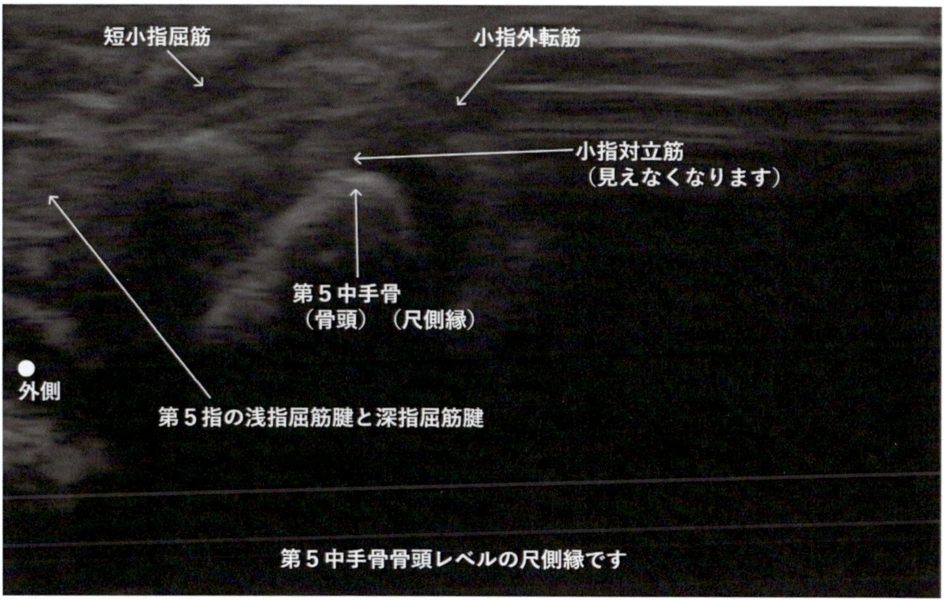

プローブの位置：プローブは、手掌遠位部の尺側縁に、図26に示された位置よりやや遠位で横方向に置かれています。

解剖学的ランドマーク：第5中手骨骨頭の尺側縁です。

描出される構造物：小指対立筋は第5中手骨骨幹部の尺側に沿って付着し、遠位へ骨頭まで伸びていますが、この図ではもう見えていません。小指外転筋および短小指屈筋は停止部に向かうにつれて次第に細くなります。

その他の観察事項：第5指の浅指屈筋腱および深指屈筋腱が画像の左側に描出されています。

図28　第5指基節骨の基部の前面尺側

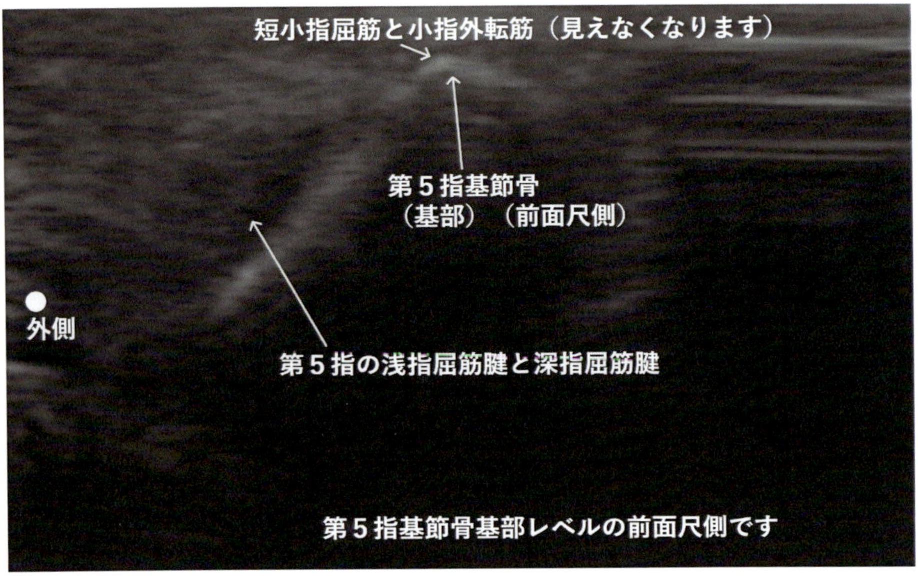

プローブの位置：プローブは、第5指近位部の前面尺側に横方向に当てられ、図27に示した位置よりわずかに遠位に置かれています。

解剖学的ランドマーク：第5指基節骨の基部の前面尺側です。

描出される構造物：小指外転筋と短小指屈筋は停止部に向かって次第に細くなるため、この断面ではもう見えていません。両筋の停止部は第5指基節骨の基部の前面尺側であり、共通の骨性停止部を共有します。ただし、小指外転筋は指背腱膜（伸筋腱膜）にも一部線維を送る場合があります。

その他の観察事項：第5指の浅指屈筋腱および深指屈筋腱は、この停止部の外側に観察されます。

www.ingramcontent.com/pod-product-compliance
Lightning Source LLC
LaVergne TN
LVRC092234041026
849558LV00035B/492

* 9 7 8 1 7 6 4 4 3 7 7 1 4 *